TRANSTORNOS RELACIONADOS a SUBSTÂNCIAS e do CONTROLE de IMPULSOS

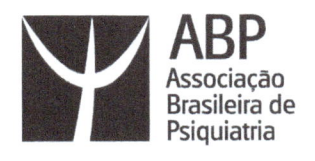

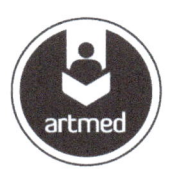

ABP
Associação Brasileira de Psiquiatria

artmed

A Artmed é a editora oficial da ABP

Nota: A medicina é uma ciência em constante evolução. À medida que novas pesquisas e a própria experiência clínica ampliam o nosso conhecimento, são necessárias modificações na terapêutica, onde também se insere o uso de medicamentos. Os autores desta obra consultaram as fontes consideradas confiáveis, num esforço para oferecer informações completas e, geralmente, de acordo com os padrões aceitos à época da publicação. Entretanto, tendo em vista a possibilidade de falha humana ou de alterações nas ciências médicas, os leitores devem confirmar estas informações com outras fontes. Por exemplo, e em particular, os leitores são aconselhados a conferir a bula completa de qualquer medicamento que pretendam administrar, para se certificar de que a informação contida neste livro está correta e de que não houve alteração na dose recomendada nem nas precauções e contraindicações para o seu uso. Essa recomendação é particularmente importante em relação a medicamentos introduzidos recentemente no mercado farmacêutico ou raramente utilizados.

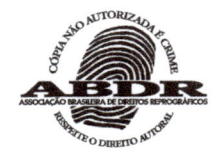

S781t   Stahl, Stephen M.
          Transtornos relacionados a substâncias e do controle de impulsos : ilustrados / Stephen M. Stahl, Meghan M. Grady ; ilustração: Nancy Muntner ; tradução: Sandra Maria Mallmann da Rosa ; revisão técnica: Marcelo Ribeiro. – Porto Alegre : Artmed, 2016.
          182 p. : il. color. ; 23 cm.

          ISBN 978-85-8271-320-4

          1. Psiquiatria. 2. Transtornos – Uso de substâncias. 3. Controle de impulsos. I. Grady, Meghan M. II. Título.

CDU 616.89

Catalogação na publicação: Poliana Sanchez de Araujo – CRB 10/2094

Stephen M. **STAHL**
Universidade da Califórnia em San Diego

Meghan M. **GRADY**
Instituto de Educação em Neurociências

Nancy Muntner
Ilustrações

TRANSTORNOS RELACIONADOS a SUBSTÂNCIAS e do CONTROLE de IMPULSOS
Ilustrados

Tradução:
Sandra Maria Mallmann da Rosa

Revisão técnica:
Marcelo Ribeiro
Psiquiatra. Professor Afiliado pelo Departamento de
Psiquiatria da Universidade Federal de São Paulo (UNIFESP).
Pesquisador da Unidade de Pesquisa em Álcool e Drogas (UNIAD), UNIFESP.
Diretor do Centro de Referência de Álcool, Tabaco e outras Drogas (CRATOD),
da Secretaria do Estado da Saúde de São Paulo (SES).

Reimpressão 2019

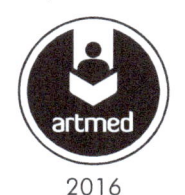

artmed

2016

Obra originalmente publicada sob o título Stahl's Illustrated Substance Use and Impulsive Disorders
ISBN 9781107674430
Copyright©2012, Cambridge University Press, Cambridge CBZ 8RU, UK.

Gerente editorial
Letícia Bispo de Lima

Colaboraram nesta edição:

Coordenadora editorial
Cláudia Bittencourt

Assistente editorial
Paola Araújo de Oliveira

Capa
Márcio Monticelli

Preparação do original
Juliane Gabriela Mergener

Leitura final
Lisandra Cássia Pedruzzi Picon

Projeto e editoração
Bookabout – Roberto Carlos Moreira Vieira

Reservados todos os direitos de publicação à
ARTMED EDITORA LTDA., uma empresa do GRUPO A EDUCAÇÃO S.A.
Av. Jerônimo de Ornelas, 670 – Santana
90040-340 – Porto Alegre, RS
Fone: (51) 3027-7000 – Fax: (51) 3027-7070

SÃO PAULO
Rua Doutor Cesário Mota Jr., 63 – Vila Buarque
01221-020 – São Paulo – SP
Fone: (11) 3221-9033

SAC 0800 703-3444 – www.grupoa.com.br

É proibida a duplicação ou reprodução deste volume, no todo ou em parte, sob quaisquer formas ou por quaisquer meios (eletrônico, mecânico, gravação, fotocópia, distribuição na Web e outros), sem permissão expressa da Editora.

IMPRESSO NO BRASIL
PRINTED IN BRAZIL

PREFÁCIO

Este livro foi concebido de um modo divertido, com todos os conceitos ilustrados em imagens coloridas e o texto servindo como um complemento para as figuras, imagens e tabelas. Os recursos visuais deste livro tornam os conceitos psicofarmacológicos mais fáceis de serem assimilados, enquanto sua complexidade é comentada em textos sintéticos. Cada capítulo está estruturado a partir dos capítulos anteriores, sintetizando informações básicas da biologia e da nosologia para desenvolver planos de tratamento e lidar com complicações e comorbidades.

Aqueles que buscam um primeiro contato com o tema poderão se aproximar deste livro examinando inicialmente todos os seus gráficos e familiarizando-se com o vocabulário visual sobre o qual nossos conceitos psicofarmacológicos se baseiam. Depois desse exame rápido, sugerimos retomar o livro para ligar as imagens ao texto de apoio. Os conceitos visuais e os suplementos de textos reforçam um ao outro, proporcionando uma compreensão conceitual sólida a cada passo ao longo do caminho.

Os leitores mais familiarizados com tais tópicos descobrirão que a combinação entre as imagens e o texto proporciona uma interação a partir da qual será possível conceitualizar vividamente toda a complexidade da psicofarmacologia. Você usará este livro com frequência para atualizar seus conhecimentos psicofarmacológicos, e esperamos que o indique a seus colegas como livro de referência.

Este livro busca dar uma visão conceitual geral de diferentes tópicos; para isso, uma linguagem visual foi desenvolvida a fim de auxiliar o leitor a incorporar as regras essenciais da psicofarmacologia, em detrimento da discussão de suas exceções. A seção Referências oferece um bom ponto de partida para um aprendizado em profundidade sobre as particularidades dos conceitos aqui apresentados.

Quando se deparar com uma abreviação que não entenda, você poderá consultar a lista de Abreviações ao final do livro. *Stahl's Essential Pharmachology, 3rd Edition* e *Stahl's Essential Pharmachology: Prescriber's Guide, 4th Edition*, são ferramentas complementares úteis para informações mais detalhadas sobre os tópicos deste livro. Você também pode procurar tópicos em farmacologia no *site* do Instituto de Educação em Neurociências (www.neiglobal.com) para palestras, cursos, *slides* e artigos relacionados.

Seja você um estudante ou um farmacologista experiente, esperamos que este livro o leve a pensar de forma crítica sobre as complexidades envolvidas nos transtornos psiquiátricos e seus tratamentos.

Felicidades em sua jornada educacional ao fascinante campo da psicofarmacologia!

Stephen M. Stahl

Sumário

Objetivos 9

Capítulo 1:   Uso de Substâncias e Dependência:
              Visão Geral 11

Capítulo 2:   Neurobiologia da Recompensa
              e da Dependência 21

Capítulo 3:   Álcool 45

Capítulo 4:   Opioides 71

Capítulo 5:   Nicotina 85

Capítulo 6:   Estimulantes 105

Capítulo 7:   Maconha 119

Capítulo 8:   Outras Drogas 127

Capítulo 9:   Tratamento Psicossocial para
              Transtornos por Uso de Substância 139

Capítulo 10: Transtornos de Impulsividade
              e Compulsividade 149

Resumo 163
Abreviações 165
Referências 167
Teste Seus Conhecimentos 173
Índice 177

Objetivos

- Aplicar métodos de triagem baseados em evidências para identificar pacientes que são dependentes ou estão em risco de se tornarem dependentes de substâncias psicoativas.

- Fazer aconselhamento preventivo e intervenções breves para pacientes em risco de se tornarem dependentes.

- Aplicar estratégias de tratamento baseadas em evidências a indivíduos com transtornos por uso de substâncias.

- Incluir estratégias com o intuito de monitorar a melhora e para abordar a adesão como parte do plano de tratamento para pacientes com transtornos por uso de substâncias.

- Reconhecer as relações clínicas, comportamentais e neurobiológicas entre os transtornos por uso de substâncias e outros transtornos de impulsividade.

Capítulo 1

Uso de Substâncias e Dependência: Visão Geral

Do ponto de vista comportamental, dependência pode ser conceitualizada como um prejuízo na capacidade de inibir a busca por determinada droga em resposta a informações ambientais que normalmente deveriam suprimir o comportamento. Neurobiologicamente, isso está ligado a alterações no sistema de recompensa, além de outros sistemas de neurotransmissão relacionados ao uso inicial da droga (p. ex., fatores de risco genéticos), podendo também ser causado pela exposição crônica a uma substância psicoativa (SPA).

Neste livro, apresentaremos o embasamento biológico que possibilitará ao leitor compreender não só como a exposição crônica a SPAs altera o circuito de recompensa, mas também como os tratamentos disponíveis no momento para vários transtornos por uso de substâncias agem no cérebro. Além disso, examinaremos as estratégias de triagem, tratamento e manejo geral para pacientes com dependência de várias SPAs. Outrossim, abordaremos sucintamente os transtornos do controle de impulsos que podem ter semelhanças neurobiológicas com a dependência de SPAs.

Este capítulo serve como uma introdução a esses temas, apresentando as definições clínicas dos vários termos empregados para descrever o uso e a dependência de SPAs, além de uma compreensão da progressão do comportamento desde o uso ocasional da substância até o consumo compulsivo e a dependência.

Termos para Uso de Substâncias

Uso indevido	Uso de um medicamento diferentemente do orientado pelo médico, de modo deliberado
Abuso	Uso de uma droga/um medicamento para fins não médicos
Comportamento desviante	Comportamento relacionado ao medicamento que compromete a adesão ao plano de prescrição inicial
Dependência	Doença neurobiológica crônica, caracterizada por prejuízo no controle sobre o uso de droga, uso compulsivo, uso continuado apesar de prejuízo e/ou fissura
Pseudodependência	Simula a verdadeira dependência, mas os sintomas se resolvem com o alívio adequado da dor
Dependência fisiológica	Adaptação farmacológica caracterizada pela abstinência específica da classe da substância
Tolerância	Estado de adaptação em que a exposição a determinada dose de uma substância induz alterações biológicas que resultam na diminuição dos efeitos dela com o passar do tempo; frequentemente leva a aumento da quantidade

TABELA 1.1 Os termos relacionados ao uso e à dependência de substâncias historicamente têm sido empregados de forma intercambiável; no entanto, isso pode gerar confusão. Neste livro, usamos o termo "dependência" quando descrevemos a neurobiologia da doença, enquanto, de modo geral, dizemos "transtorno por uso" quando discutimos as características clínicas e o manejo.

Transtorno por Uso de Substâncias:
Critérios Propostos pelo DSM-5

Padrão problemático de uso de substâncias, levando a comprometimento/sofrimento significativo (*pelo menos 2 dos seguintes critérios, ocorrendo durante um período de 12 meses; 2-3 = leve, 4-5 = moderado, >6 = grave*)

- Uso recorrente, resultando no fracasso em desempenhar papéis importantes
- Uso recorrente em situações nas quais isso representa perigo
- Uso continuado apesar de problemas sociais persistentes ou recorrentes causados ou exacerbados pelos efeitos da substância
- Tolerância
- Abstinência
- Consumida em maiores quantidades ou por período mais longo do que o pretendido
- Desejo persistente ou esforços malsucedidos no sentido de controlar, reduzir ou parar
- Muito tempo gasto obtendo, utilizando ou se recuperando
- Atividades importantes abandonadas ou reduzidas em virtude do uso de substância
- Uso mantido apesar da consciência de ter um problema físico ou psicológico que tende a ser causado ou exacerbado pela substância
- Fissura ou forte desejo de usar a substância

FIGURA 1.1 Os critérios propostos para um transtorno por uso de substância na quinta edição do *Manual diagnóstico e estatístico de transtornos mentais* (DSM-5) integram os critérios para abuso e dependência, com o termo dependência agora limitado à dependência fisiológica (i.e., evidências de tolerância e/ou abstinência). Os critérios são os mesmos, independentemente da substância particular que está sendo usada. Também foram projetados critérios separados para intoxicação induzida por substância, *delirium* e abstinência.

O Ciclo da Dependência

```
        Reforço              ➡         Reforço
        positivo                        negativo

                                          Fissura
                                    ┌──────────────┐
         ┌───────────┐              │ Antecipação/ │
         │ Antecipação│             │ preocupação  │
         └───────────┘              └──────────────┘
         Impulsividade        ➡       Compulsividade
    ┌──────────┐  ┌──────────┐    ┌──────────┐  ┌──────────┐
    │Abstinência│ ← │  Binge/ │    │Abstinência│ ← │  Binge/ │
    └──────────┘  │intoxicação│    └──────────┘  │intoxicação│
                  └──────────┘                   └──────────┘
                  Recompensa!                    Abstinência/
                                                 afeto negativo
```

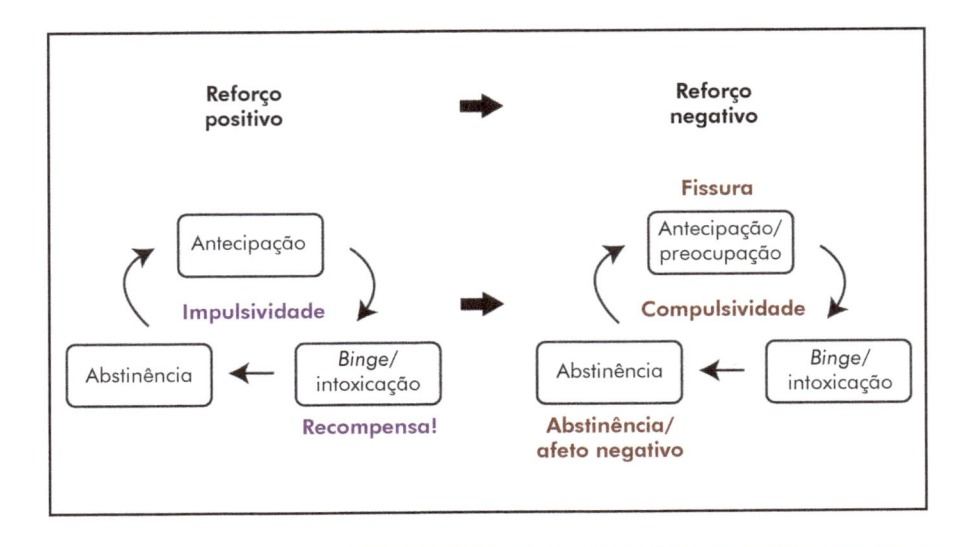

FIGURA 1.2 Dependência pode ser entendida como uma progressão do reforço positivo para o negativo e como uma progressão de um transtorno impulsivo para um compulsivo. Ou seja, a exposição inicial a uma SPA (esquerda) causa no indivíduo uma sensação de prazer/recompensa. Tal experiência "ensina" o cérebro a antecipar a recompensa na exposição seguinte à SPA. Quando a substância é consumida, prazer/recompensa são experimentados mais uma vez, embora isto possa ser seguido por arrependimento.

Para a maioria dos indivíduos, o uso de SPA ocasional e controlado permanece uma escolha impulsiva, motivada pelo reforço positivo dos efeitos gratificantes da substância. Entretanto, para aqueles com fatores de risco para dependência ou no decorrer da exposição excessiva à SPA (ver Fig. 1.3), esse uso ocasional causa alterações neurobiológicas que levam a desenvolvimento de fissura, diminuição de recompensa quando da exposição à substância (tolerância) e síndrome de abstinência/estado afetivo negativo após a interrupção do consumo (direita). Assim, a dependência pode ser definida como um transtorno compulsivo motivado pelo reforço negativo, em que os sintomas de abstinência e o afeto negativo durante a privação levam a fissura e preocupação com a obtenção da droga, com o uso da substância proporcionando o alívio desses sintomas.

Fatores de Risco para Dependência

Experimentação	Abuso	Dependência
	Uso regular de droga	Neuroadaptações relacionadas à dependência
↑	↑	↑
Exposição precoce, privação social, estresse	Características da droga	Genética, doença mental, exposição pré-natal

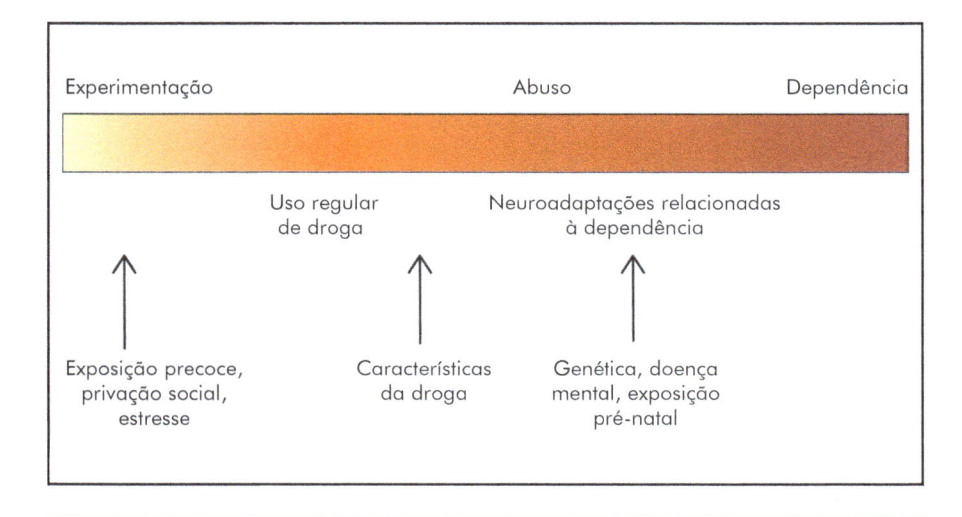

FIGURA 1.3 O risco de desenvolvimento de dependência está relacionado a vários fatores, incluindo o ambiente, as características da droga em particular e a genética. Os fatores de risco ambientais incluem exposição pré-natal, exposição precoce (p. ex., devido ao uso dos pais em casa ou pelos parceiros durante a adolescência), uso precoce, privação social precoce e estresse psicológico. A presença de doença mental também é um fator de risco para a dependência. As características da droga incluem especificidades farmacológicas da substância, assim como a via de administração (que afeta os índices de absorção da droga pelo organismo).

Também a genética reconhecidamente afeta a vulnerabilidade à dependência; entretanto, não existe um único gene diretamente relacionado à dependência. Em vez disso, os dados até o momento sugerem que as contribuições genéticas para a dependência são resultado da interação de inúmeros fatores genéticos, muito parecido com outros transtornos psiquiátricos. Também é possível que mecanismos epigenéticos (i.e., alterações na expressão gênica em vez de nos genes em si) contribuam para o risco de dependência. Por exemplo, experiências vivenciadas precocemente, como estresse pré-natal ou no início da vida, podem causar alterações na expressão gênica que são capazes de alterar o circuito cerebral e, assim, aumentar o risco de desenvolvimento de dependência.

Em geral, o risco de iniciação no uso de SPAs está mais associado a fatores psicossociais, enquanto o risco de progressão da dependência está mais associado a fatores neurobiológicos.

Padrões de Dependência Relacionados a uma Substância

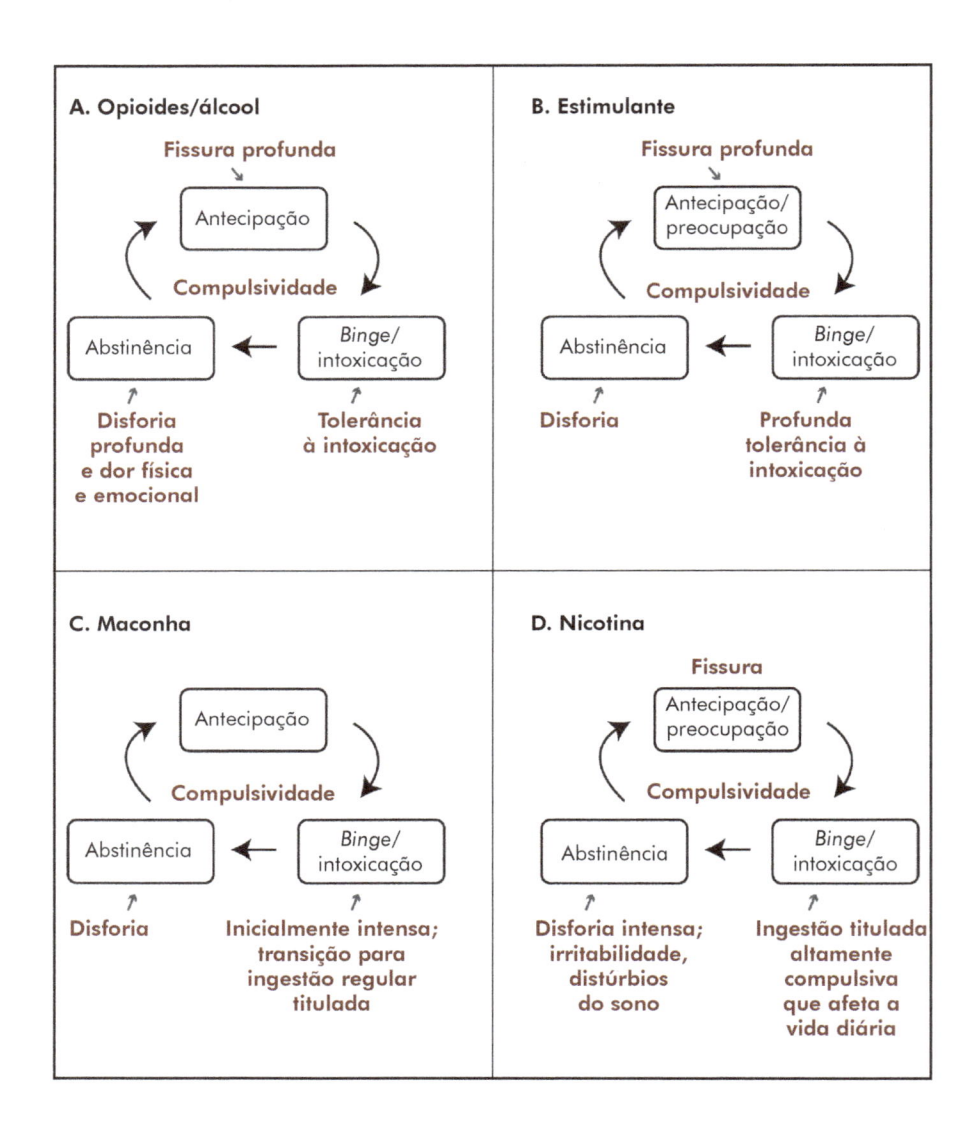

A. Opioides/álcool

Fissura profunda → Antecipação → Compulsividade → Binge/intoxicação → Abstinência →

- Disforia profunda e dor física e emocional ↑ (Abstinência)
- Tolerância à intoxicação ↑ (Binge/intoxicação)

B. Estimulante

Fissura profunda → Antecipação/preocupação → Compulsividade → Binge/intoxicação → Abstinência →

- Disforia ↑ (Abstinência)
- Profunda tolerância à intoxicação ↑ (Binge/intoxicação)

C. Maconha

Antecipação → Compulsividade → Binge/intoxicação → Abstinência →

- Disforia ↑ (Abstinência)
- Inicialmente intensa; transição para ingestão regular titulada ↑ (Binge/intoxicação)

D. Nicotina

Fissura → Antecipação/preocupação → Compulsividade → Binge/intoxicação → Abstinência →

- Disforia intensa; irritabilidade, distúrbios do sono ↑ (Abstinência)
- Ingestão titulada altamente compulsiva que afeta a vida diária ↑ (Binge/intoxicação)

Padrões de Dependência Relacionados a uma Substância (continuação)

FIGURA 1.4 O ciclo da dependência é o mesmo para todas as SPAs; no entanto, tanto o risco de desenvolvimento de dependência quanto o padrão específico dos sintomas relacionados a ela podem variar, de acordo com a substância em particular.

(A) Opioides e álcool inicialmente causam intoxicação intensa; no entanto, com o uso crônico, ocorre tolerância profunda (embora ainda permaneça alguma intoxicação). Isso resulta de modo geral na escalada do uso. A interrupção do consumo de opioides/álcool pode levar à abstinência séria com disforia profunda e dor física e emocional.

(B) Estimulantes também podem causar intoxicação intensa e consumo excessivo no uso inicial, mas, como acontece com opioides/álcool, ocorre ampla tolerância à intoxicação com o consumo crônico. A preocupação excessiva e a fissura costumam ser intensas, conforme a dependência aos estimulantes se desenvolve. A abstinência de modo geral não é tão intensa como com algumas outras substâncias, embora possa ocorrer disforia.

(C) O uso de maconha em geral começa com um estágio de consumo excessivo/intoxicação intensa que faz a transição para o consumo regular titulado. Pode ocorrer disforia durante a abstinência, mas a fissura comumente não é intensa.

(D) O padrão de uso de nicotina é geralmente demasiado compulsivo e titulado, afetando a programação das atividades diárias do indivíduo; entretanto, não há intoxicação. A abstinência pode levar a disforia intensa, irritabilidade, distúrbios do sono e fissura.

Considerações Clínicas

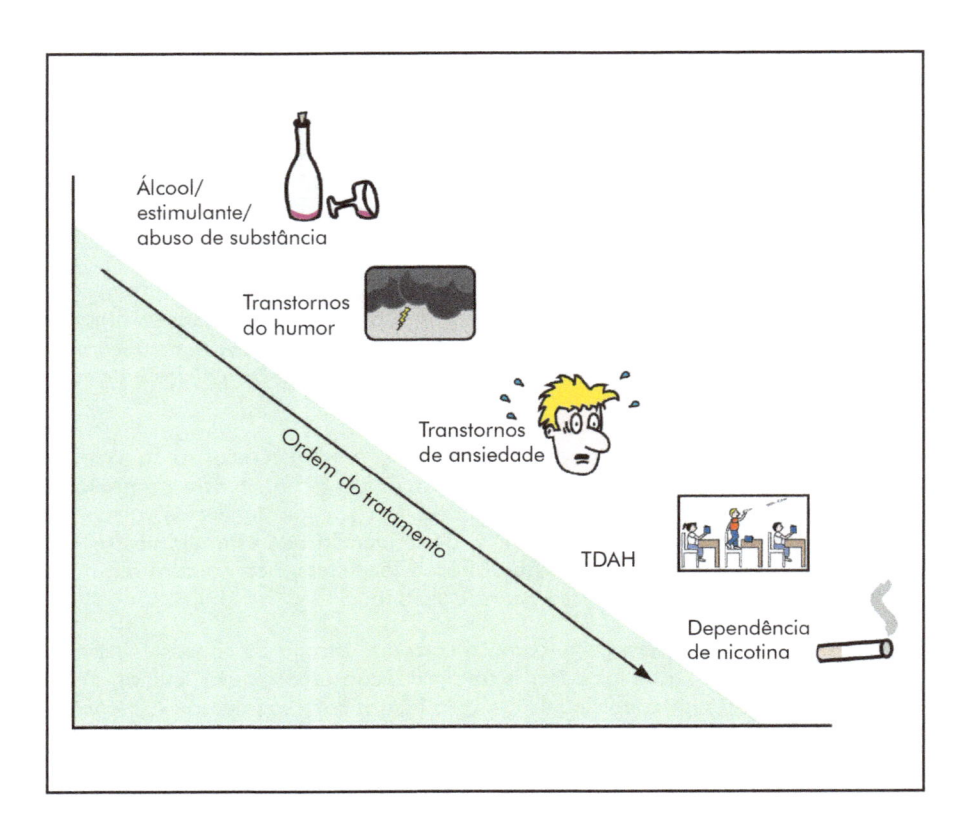

- Álcool/estimulante/abuso de substância
- Transtornos do humor
- Transtornos de ansiedade
- TDAH
- Dependência de nicotina

Ordem do tratamento

Considerações Clínicas (continuação)

FIGURA 1.5 É comum que indivíduos com um transtorno por uso de substância façam uso de mais de uma delas. Isso pode complicar o manejo dos pacientes; infelizmente, há pouca pesquisa em relação ao tratamento de pacientes que fazem uso de múltiplas substâncias.

Indivíduos com transtornos por uso de substância também têm risco aumentado de suicídio, comportamento agressivo (ver Figs. 10.5 e 10.6) e comorbidades psiquiátricas.

Quando o transtorno psiquiátrico e o uso de substância ocorrem simultaneamente, em geral é necessário tratar as duas condições; em outras palavras, não se pode pressupor que o sucesso do tratamento do transtorno psiquiátrico vai resolver o problema de uso de substância. Pesquisas e a opinião de clínicos especialistas apoiam o tratamento integrado do uso de substância e do transtorno psiquiátrico. No entanto, dependendo da gravidade dos transtornos isolados, os pacientes podem, por vezes, ter melhores resultados se o tratamento for sequencial em vez de simultâneo. Em alguns casos (p. ex., depressão maior), o transtorno por uso de substância deve ser tratado em primeiro lugar para que se possa diferenciar entre os sintomas induzidos por substância e outros causados pela psicopatologia. Em muitos casos, no entanto, é melhor tratar a doença psiquiátrica em primeiro lugar, particularmente se os sintomas forem graves. Em geral, a adesão ao medicamento psiquiátrico será melhor se o transtorno por uso de substância for tratado primeiro. Essa decisão deve ser tomada com avaliação caso a caso.

A presença de um transtorno por uso de substância de modo geral não afeta a escolha do medicamento para um transtorno psiquiátrico, salvo algumas exceções. Por exemplo, em geral um benzodiazepínico não é prescrito para ansiedade se o paciente está abusando ativamente de álcool; agentes que prolongam o intervalo QTc devem ser evitados em indivíduos que abusam de estimulantes; alguns agentes (p. ex., olanzapina, clozapina e outros) são metabolizados por CYP450 1A2, que é induzido pelo tabagismo; e antidepressivos tricíclicos podem ser mais preocupantes em pacientes com transtornos por uso de substâncias devido ao risco de convulsões.

Capítulo 2

Neurobiologia da Recompensa e da Dependência

O objetivo da pesquisa acerca da neurobiologia do consumo de substâncias psicoativas (SPAs) é identificar os principais mecanismos mediadores da progressão, do uso de droga ocasional e impulsivo até o consumo de droga compulsivo, além de investigar como esses mecanismos contribuem para o alto risco de reincidência, mesmo depois de abstinência prolongada. É sabido que o uso crônico de SPAs afeta não só o sistema dopaminérgico e de recompensa, mas também outros neurotransmissores e circuitos envolvidos na memória, na motivação, na função executiva e no estresse. Assim, os mecanismos pelos quais a dependência pode se desenvolver são abrangentes e, embora as pesquisas sejam abundantes e estejam se expandindo rapidamente, ainda restam muitas perguntas a serem respondidas.

Este capítulo aborda o que se conhece mais a respeito da neurobiologia do sistema de recompensa e os efeitos agudos do uso de substâncias; a exposição crônica a SPAs e a progressão para a dependência; e a neurobiologia da tolerância, a abstinência e o risco de reincidência.

A Dopamina é Essencial para a Recompensa

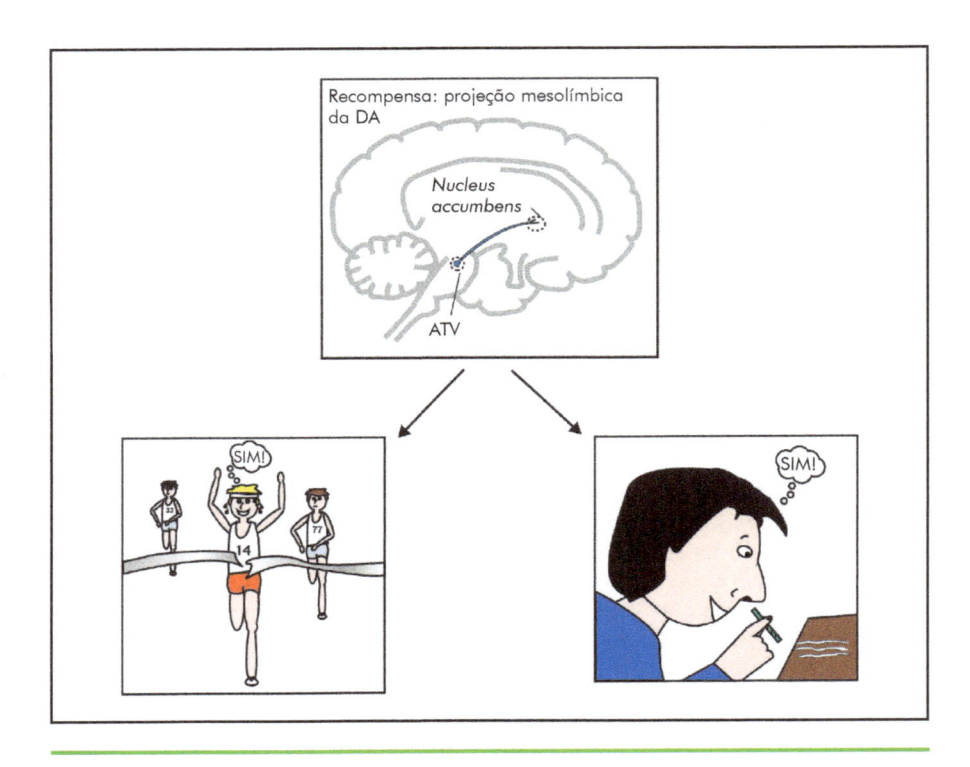

FIGURA 2.1 A dopamina (DA) há muito é reconhecida por seu papel central na regulação do reforço e da recompensa. Especificamente, as projeções do sistema mesolímbico desde a área tegmentar ventral (ATV) até o *nucleus accumbens* parecem cruciais para a recompensa. Atividades naturalmente recompensadoras, como atingir objetivos ou desfrutar de uma refeição, podem causar uma elevação rápida e intensa da DA ao longo dessas projeções. As SPAs também podem provocar a liberação de DA no sistema mesolímbico, embora os mecanismos pelos quais isso é atingido possam variar (ver Tab. 2.1). Na verdade, as SPAs frequentemente podem elevar a DA, tornando-a mais explosiva e prazerosa do que quando ocorre naturalmente. Infelizmente, ao contrário da elevação natural, a ativação causada pelas SPAs pode acabar produzindo alterações no sistema de recompensa associadas a um círculo vicioso de preocupação com a obtenção da droga, fissura, dependência, dependência fisiológica e abstinência.

Caminhos da Dopamina Envolvidos na Recompensa

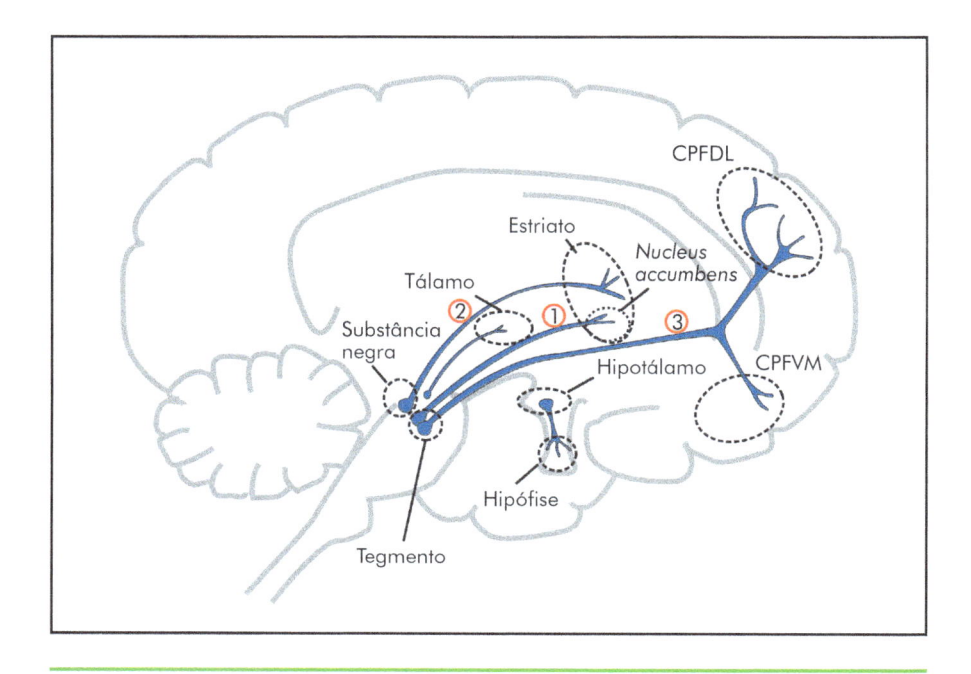

FIGURA 2.2 Embora o sistema mesolímbico da DA (1) seja essencial para a recompensa, outros sistemas dopaminérgicos também estão envolvidos – particularmente, o nigroestrial (2, substância negra do estriato dorsal) e o mesocortical (3, ATV do córtex pré-frontal ventromedial [CPFVM] e do córtex pré-frontal dorsolateral [CPFDL]).

Dopamina e Substâncias Psicoativas

SPA	Alvo	Mecanismo de elevação da DA
Estimulantes	Transportadores de dopamina (TDA)	Bloqueia os TDA nos neurônios dopaminérgicos projetando da ATV para o NAc (cocaína) ou libera DA dos terminais dopaminérgicos (metanfetamina, anfetamina).
Opioides	Receptores opioides mu (ROMs)	Libera os neurônios dopaminérgicos da ATV bloqueando os interneurônios GABA que contêm ROMs na ATV ou ativa diretamente neurônios do NAc que contêm ROMs.
Nicotina	Receptores de nicotina (principalmente alfa 4 e beta 2)	Ativa diretamente os neurônios dopaminérgicos da ATV via estimulação em seus receptores de nicotina e os ativa indiretamente por meio da estimulação dos receptores de nicotina nos terminais glutamatérgicos dos neurônios dopaminérgicos da ATV.
Álcool e inalantes	Múltiplos, incluindo receptores GABA e de glutamato	Facilita a neurotransmissão GABAérgica, que pode liberar os neurônios de DA da ATV dos interneurônios de GABA ou pode inibir os terminais de glutamato que regulam a liberação de DA no NAc.
Canabinoides	Canabinoide CB1	Regula a sinalização de DA por meio dos receptores CB1 nos neurônios do NAc e de GABA no NAc.

DA: dopamina. ATV: área tegmentar ventral. NAc: *nucleus accumbens*. GABA: ácido gama-aminobutírico.

TABELA 2.1 Todas as SPAs elevam a dopamina no *nucleus accumbens*, direta ou indiretamente.

Dopamina, Farmacocinética e Efeitos de Reforço

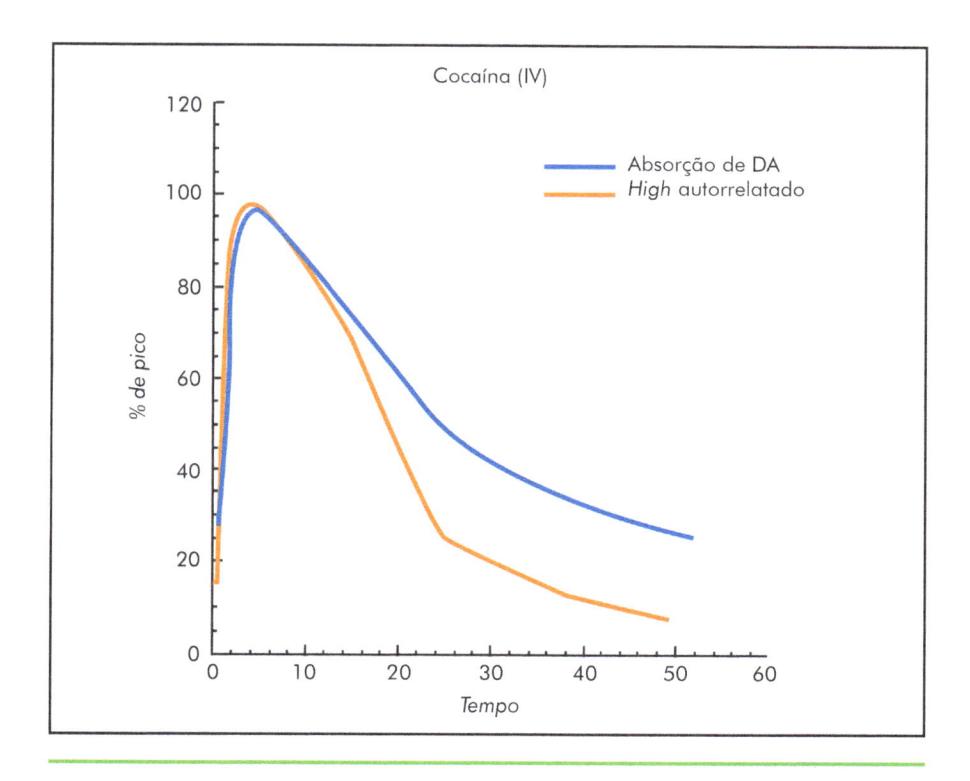

FIGURA 2.3 Conforme já discutido, o uso agudo de SPAs causa liberação de DA no estriato. Entretanto, os efeitos reforçadores da substância são determinados em grande parte não só pela presença de DA, mas também pela velocidade com que ela se eleva no cérebro, o que, por sua vez, é ditado pela velocidade com que a substância entra e sai do cérebro. Isso ocorre assim provavelmente porque as grandes e abruptas elevações de DA (como as causadas pelas SPAs) imitam o disparo fásico de DA associado à transmissão de informação sobre recompensa e saliência.

A velocidade de absorção da substância está sujeita à via de administração, com a aplicação intravenosa e a inalação produzindo a assimilação mais rápida, seguidas pela aspiração. Além disso, diferentes SPAs têm "valores de recompensa" distintos (i.e., diferentes velocidades pelas quais elas elevam a DA) com base em seus mecanismos de ação individuais.

Regulação dos Neurotransmissores de Recompensa Mesolímbicos

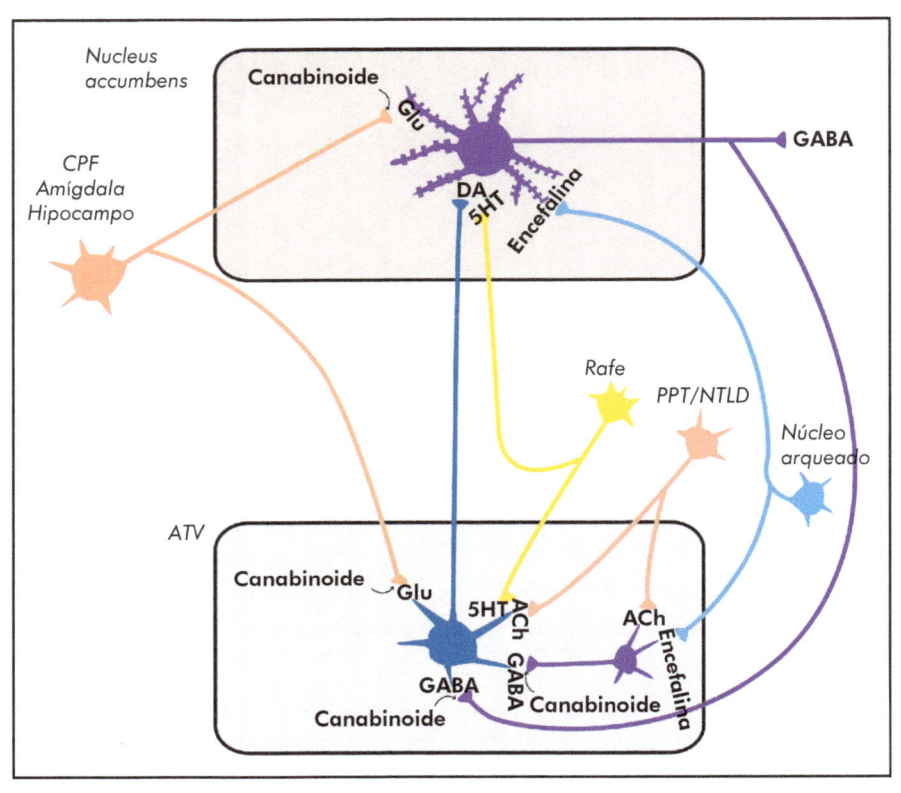

CPF: córtex pré-frontal. ATV: área tegmentar frontal. PPT/NTLD: pedunculopontino e núcleo tegmentar laterodorsal. ACh: acetilcolina. Glu: glutamato. DA: dopamina. 5HT: serotonina. GABA: ácido gama-aminobutírico.

FIGURA 2.4 Embora a dopamina seja um circuito final comum de recompensa, muitos outros neurotransmissores estão envolvidos e, em alguns casos, são essenciais, conforme ilustrado aqui. O sistema opioide é de particular importância, sendo mediador da avaliação hedônica das recompensas naturais. Esse sistema também parece ter papel no reforço da droga para inúmeras substâncias. O *knockout* dos receptores opioides mu em ratos não só elimina o reforço das substâncias (medido pela preferência do lugar condicionado ou pela automedicação), como também reduz o consumo de álcool, a recompensa associada à nicotina e a recompensa associada a canabinoides.

Substratos para os Efeitos de Reforço das Substâncias Psicoativas

		Estimulante	Opioide	Álcool	Nicotina	THC
Neurotransmissor	DA	X	X	X	X	X
	GABA			X	X	X
	Opioide		X	X	X	X
	CB		X	X		X
	ACh				X	
Local de ação	NAc	X	X	X	X	X
	AMIG	X		X	X	
	ATV		X	X	X	X

DA: dopamina. GABA: ácido gama-aminobutírico. CB: endocanabioide. ACh: acetilcolina nicotínica. NA: *nucleus accumbens*. AMIG: amígdala. ATV: área tegmentar ventral. THC: delta-9--tetra-hidrocanabinol.

TABELA 2.2 Neurotransmissores e locais de ação das principais SPAs.

O Sistema Reativo de Recompensa

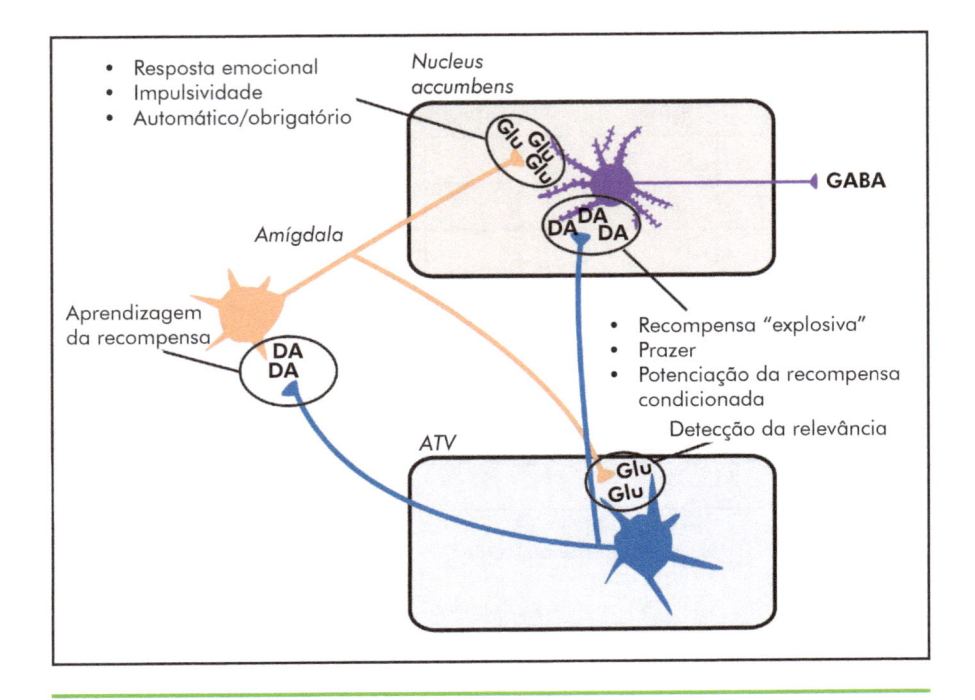

FIGURA 2.5 Uma maneira de conceitualizar o sistema de recompensa é considerá-lo como composto por duas partes complementares: uma reativa e uma reflexiva. O sistema reativo de recompensa, apresentado aqui, é um sistema "ascendente" que sinaliza a perspectiva imediata de prazer ou dor e proporciona motivação e impulso comportamental para obter o prazer ou evitar a dor. Por exemplo, sinais internos como fissura e abstinência fazem o sistema reativo de recompensa desencadear o comportamento de busca pela droga. O sistema reativo de recompensa envolve a ATV, que é o local dos corpos celulares de DA; o *nucleus accumbens*, onde se projetam os neurônios de DA; e a amígdala, que conecta a ATV e o *nucleus accumbens*. A entrada gratificante no *nucleus accumbens* se deve a explosões de liberação de DA (i.e., disparo fásico de DA). As conexões dos neurônios dopaminérgicos com a amígdala estão envolvidas na aprendizagem da recompensa (como a memória do prazer associado ao abuso de droga), enquanto as conexões da amígdala de volta para a ATV comunicam se foi detectado algo relevante de um prazer experimentado previamente. As conexões da amígdala com o *nucleus accumbens* comunicam que as emoções foram desencadeadas por sinais internos ou externos e sinalizam uma resposta impulsiva, quase reflexiva a ser dada.

— Transtornos relacionados a substâncias e do controle de impulsos —

O Sistema Reflexivo de Recompensa

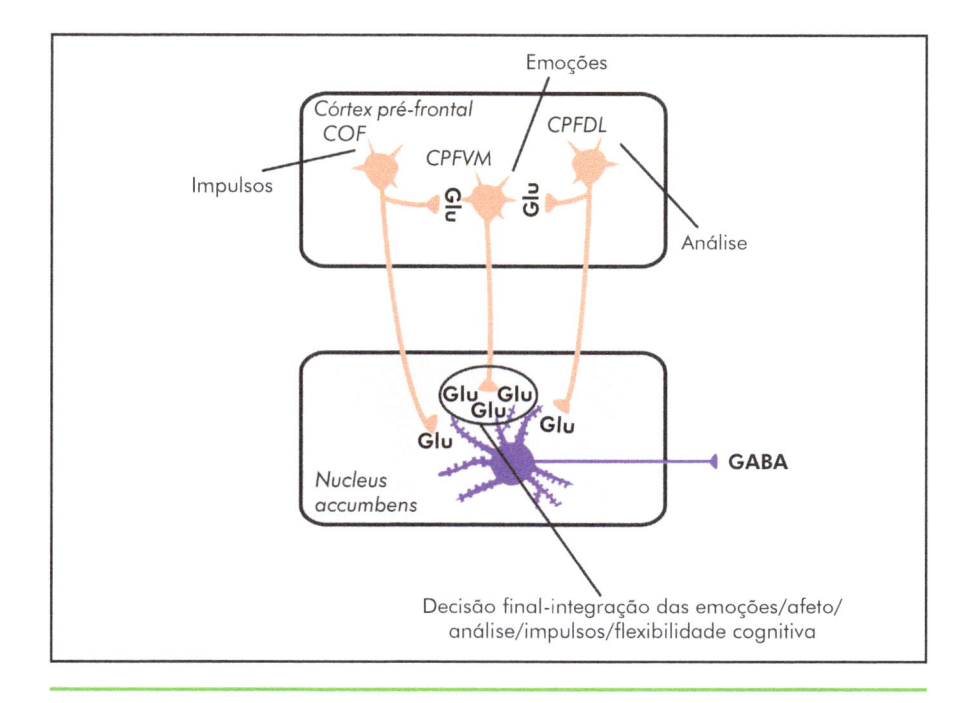

FIGURA 2.6 A entrada estimulatória do sistema reativo de recompensa "ascendente" (Fig. 2.5) é regulada pelo sistema reflexivo de recompensa "descendente", o qual consiste em projeções do córtex pré-frontal até o *nucleus accumbens*. As projeções do córtex orbitofrontal (COF) estão envolvidas na regulação dos impulsos, as projeções do córtex pré-frontal dorsolateral (CPFDL) estão envolvidas na análise das situações e regulam se uma ação acontece, e as projeções do córtex pré-frontal ventromedial (CPFVM) estão envolvidas na regulação das emoções. Além disso, a ínsula (não retratada) está reciprocamente conectada à amígdala, ao CPFVM e ao estriato ventral e é necessária (com o CPFVM) para a tomada de decisão emocional. Quando todos os *inputs* estão integrados, o *output* final é para interromper a ação que o sistema reativo de recompensa está desencadeando (p. ex., busca por droga) ou para deixá-la acontecer.

O sistema reflexivo de recompensa é construído e mantido ao longo do tempo com base em várias influências, incluindo neurodesenvolvimento, genética, pressão dos pares, aprendizado das regras sociais e aprendizado dos benefícios de suprimir o prazer atual por um ganho futuro de mais valor. Quando desenvolvido integralmente e funcionando de modo apropriado, o sistema reflexivo de recompensa pode moldar o *output* final em comportamentos benéficos de longo prazo direcionados para objetivos.

Tentação vs. Força de Vontade

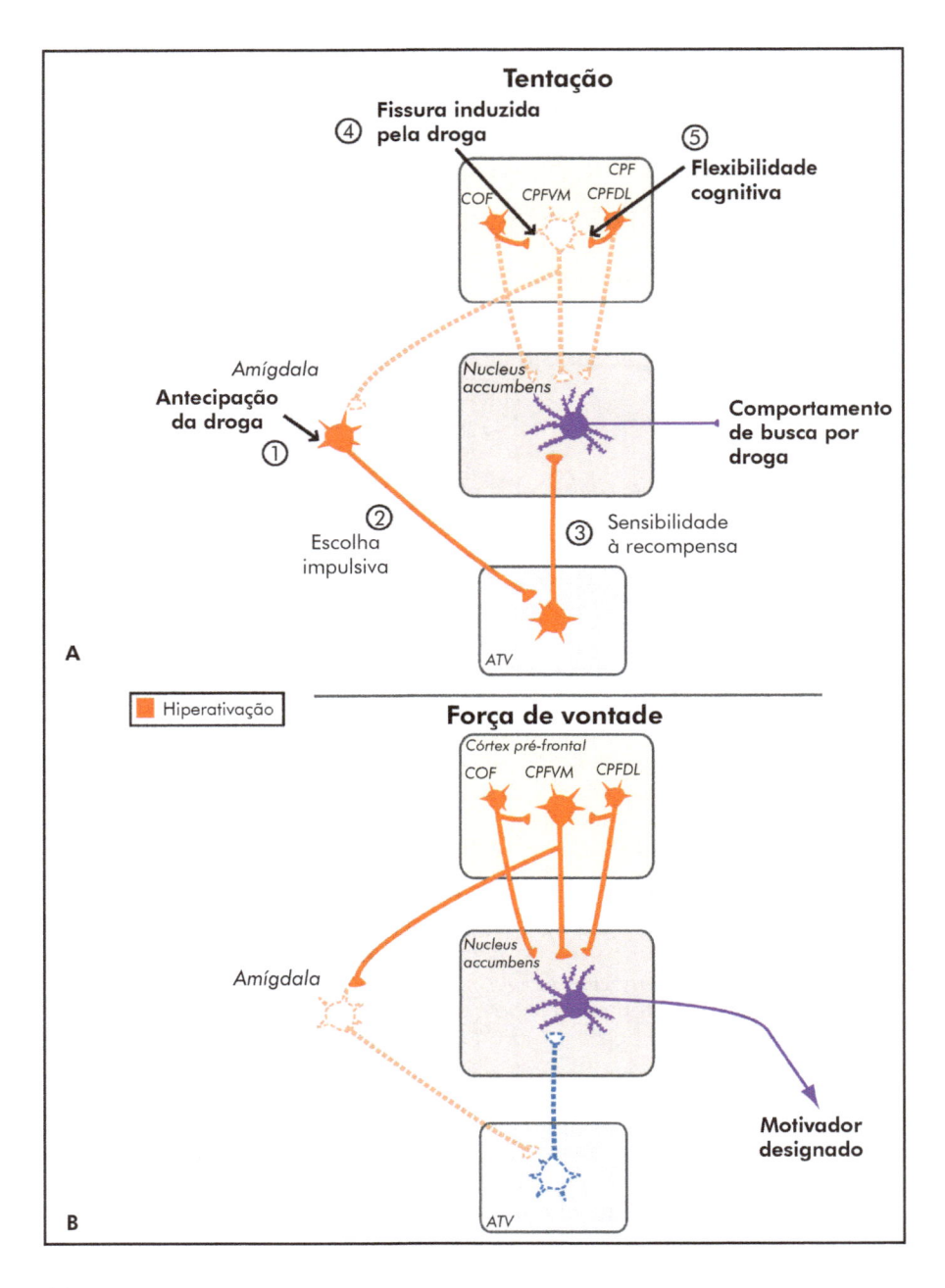

Tentação

④ Fissura induzida pela droga

COF CPFVM CPF CPFDL

⑤ **Flexibilidade cognitiva**

Amígdala
Antecipação da droga
①

② Escolha impulsiva

Nucleus accumbens

③ Sensibilidade à recompensa

Comportamento de busca por droga

ATV

A

■ Hiperativação

Força de vontade

Córtex pré-frontal
COF CPFVM CPFDL

Amígdala

Nucleus accumbens

ATV

Motivador designado

B

30 — Transtornos relacionados a substâncias e do controle de impulsos

Tentação vs. Força de Vontade (continuação)

FIGURA 2.7 Tentação pode ser vista como a demanda "ascendente" do sistema reativo de recompensa, enquanto força de vontade é o resultado da tomada de decisão "descendente" pelo sistema reflexivo de recompensa.

(A) Quando ocorre antecipação da droga, (1) isso sinaliza uma escolha impulsiva (2) da área tegmentar ventral (ATV) de liberar dopamina (DA) no *nucleus accumbens* (3), o qual, por sua vez, produz *output* para se engajar em comportamento que leva ao consumo da droga novamente. No córtex pré-frontal (CPF), o córtex orbitofrontal (COF) sinaliza a fissura induzida pela droga e, assim, apoia o "voto" pela ingestão da substância (4). O córtex pré-frontal dorsolateral (CPFDL) interpreta os vários sinais e, demonstrando flexibilidade cognitiva, decide se toma a atitude de consumo da droga (5).

(B) Se o sistema reflexivo de recompensa (circuito pré-frontal) é ativado (representado aqui pelos neurônios pré-frontais ficando vermelhos), isso pode prevenir que os impulsos (tentação) sejam expressos como comportamento.

Transformando Recompensa em Comportamento Direcionado para Objetivos

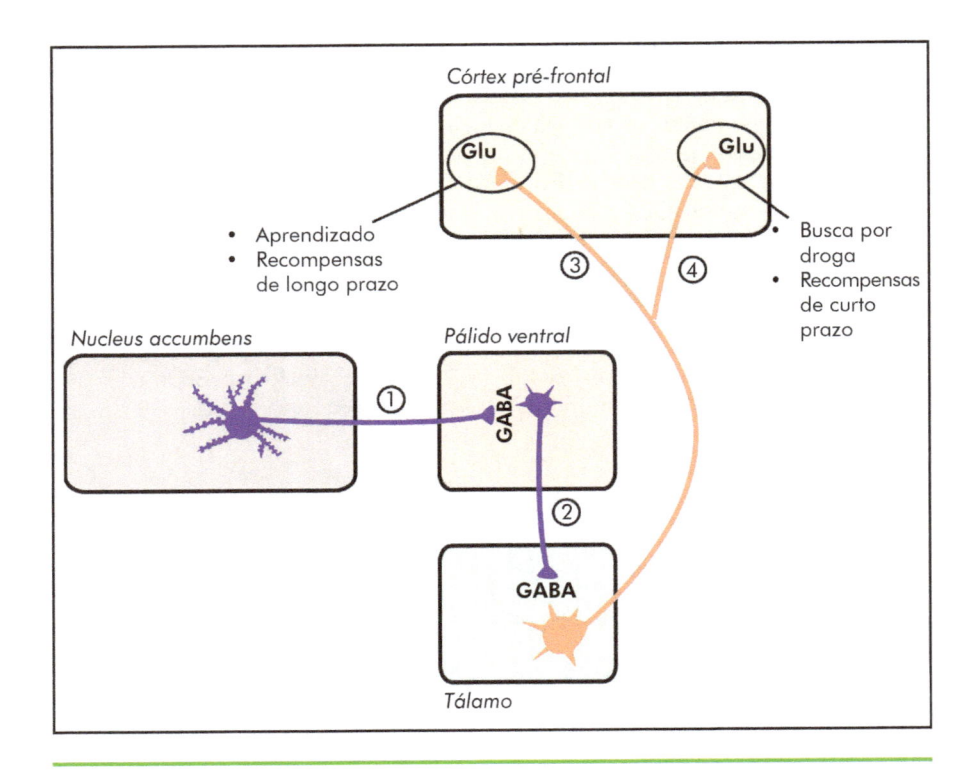

FIGURA 2.8 Conforme apresentado na Figura 2.6, o sistema reflexivo de recompensa é composto por projeções do córtex pré-frontal até o estriato (especificamente, o *nucleus accumbens*). O *output* do sistema de recompensa (i.e., transformar a recompensa em comportamento direcionado para objetivos), por sua vez, ocorre por meio dos neurônios GABAérgicos se projetando do *nucleus accumbens* até outra parte do estriato, o pálido ventral (1), a partir do qual os neurônios GABAérgicos se projetam até o tálamo (2). As conexões do tálamo se lançam de volta para o córtex pré-frontal, onde os comportamentos são implementados (p. ex., aprendizado e atividades envolvidas na recompensa de longo prazo [3] ou comportamento de busca por droga levando à recompensa de curto prazo [4]).

Condicionamento para Sinais de Recompensa:
DA

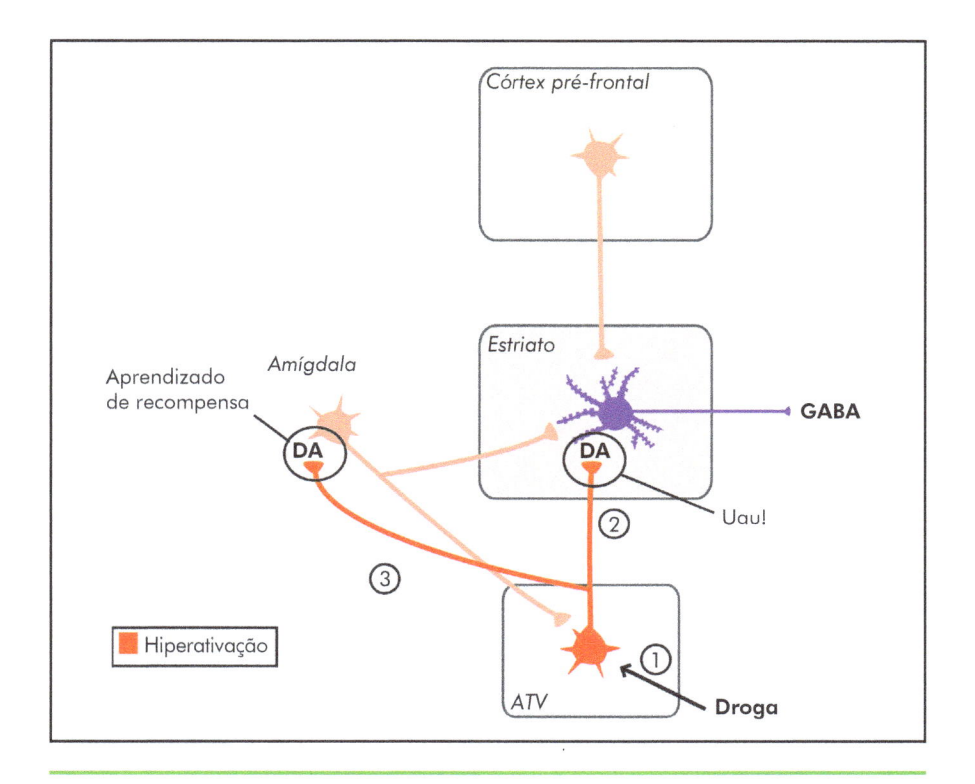

FIGURA 2.9 O que medeia a transição do uso de droga ocasional e controlado para fissura e busca por droga e uso compulsivo?

Uma das primeiras neuroadaptações após a exposição à droga é o processo de condicionamento. A exposição à droga (1) causa uma elevação na DA no estriato dorsal (representada pela cor vermelha dos neurônios) e uma elevação correspondente no prazer (2). Em consequência, a amígdala "aprende" que essa é uma experiência recompensadora (3).

Uso Compulsivo/Dependência

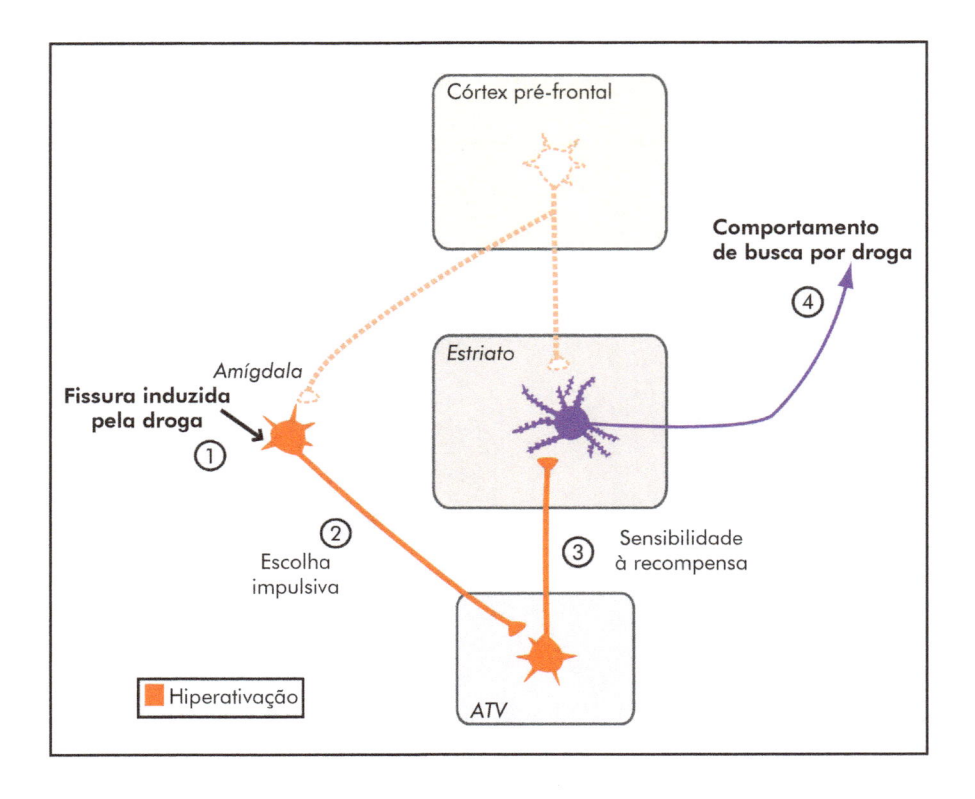

Córtex pré-frontal

Comportamento de busca por droga

④

Amígdala

Estriato

Fissura induzida pela droga
①

② Escolha impulsiva

③ Sensibilidade à recompensa

■ Hiperativação

ATV

Uso Compulsivo/Dependência (continuação)

FIGURA 2.10 Com o passar do tempo, elevações de DA dentro do estriato dorsal são desencadeadas por estímulos neutros associados ao reforçador da droga. Isso ocorre em antecipação à recompensa e está associado à fissura e ao comportamento de busca pela droga. Assim, quando são encontrados sinais, a amígdala indica aos neurônios dopaminérgicos (ou de dopamina) localizados na ATV que alguma coisa boa está a caminho; ela pode até mesmo apontar alívio da fissura pela droga (1 e 2). Isso leva à liberação de DA no estriato (3), que desencadeia *input* GABAérgico para o tálamo e *input* talâmico para o córtex pré-frontal. Enquanto o sistema reflexivo de recompensa não é ativado, isso leva a uma ação como o comportamento de busca por droga (4).

O estriato dorsal está associado ao aprendizado do hábito, sugerindo que a resposta condicionada desencadeada pela DA resulta em hábitos que levam ao uso compulsivo da droga. De fato, com o uso repetido da substância, os sinais condicionados sugerindo droga (formalmente estímulos neutros) podem estimular maiores elevações na DA do que a própria SPA.

Em indivíduos dependentes, a exposição à droga ou a sinais sugerindo-a está associada a uma elevação no metabolismo do córtex cingulado anterior ventral, do córtex orbitofrontal medial (impulsividade) e do estriato dorsal. Essa elevação no metabolismo está relacionada à fissura pela droga e parece ocorrer apenas em indivíduos dependentes. Assim, ela parece agregada especificamente à dependência e ao correspondente desejo exacerbado/fissura pela droga, em vez de associada à exposição à substância em geral. Além disso, os indivíduos dependentes têm receptores de dopamina tipo 2 reduzidos no estriato, o que está associado ao decréscimo no metabolismo no córtex pré-frontal dorsolateral (análise).

Perda do Controle sobre o Uso de Droga:
O Córtex Pré-frontal e o Glutamato

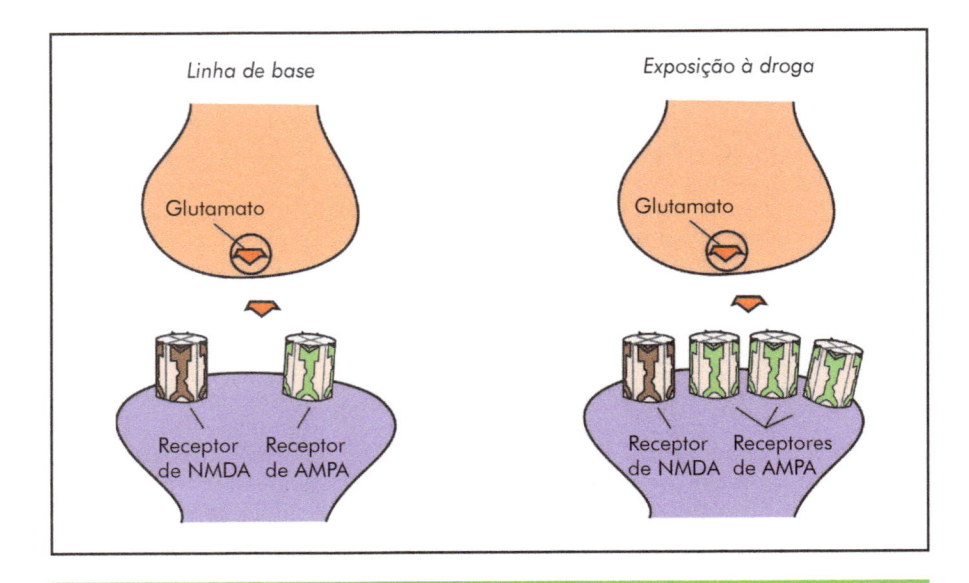

FIGURA 2.11 O reforço da procura por droga está ligado não só à ativação dopaminérgica no sistema reativo de recompensa, mas também à disfunção glutamatérgica no sistema reflexivo de recompensa. Especificamente, parece haver uma perturbação na função com projeções glutamatérgicas do córtex pré-frontal para a ATV e o *nucleus accumbens*.

Perda do Controle sobre o Uso de Droga:
O Córtex Pré-frontal e o Glutamato (continuação)

A atividade do glutamato modula intensamente a plasticidade sináptica e, portanto, o aprendizado. Assim, a disfunção glutamatérgica e o desenvolvimento de dependência podem ser vistos como um processo de aprendizagem patológica e de memória. Isso é especificamente modulado por meio de alterações na relação dos receptores de N-metil-D-aspartato (NMDA) e o ácido alfa amino-3-hidroxi-5-metil-4-isoxazol propiônico (AMPA) na ATV, receptores que sabidamente estão envolvidos na potenciação de longa duração (PLD). Ou seja, a estimulação dos receptores de NMDA leva ao influxo de cálcio, o que, por sua vez, leva à regulação ascendente do receptor de AMPA e a uma elevação correspondente na relação do receptor de AMPA/NMDA. Isso reflete um aumento na força sináptica, o que facilita o aprendizado associado à exposição à droga.

A administração de várias SPAs (cocaína, anfetamina, nicotina, morfina e etanol) pode estimular a PLD nas sinapses excitatórias nos neurônios dopaminérgicos (ou de dopamina) localizados na ATV, embora o pré-tratamento com um antagonista de NMDA possa bloquear esse efeito. O bloqueio do receptor de NMDA na ATV também previne efeitos comportamentais associados à dependência (p. ex., preferência ao lugar condicionado e sensibilização comportamental em modelos animais). O estresse, um desencadeante comum de reincidência, também demonstrou estimular a PLD, aumentando a relação do receptor de AMPA/NMDA, embora por meio de mecanismos diferentes.

Os efeitos na relação do receptor de AMPA/NMDA são os mesmos após a exposição repetida à droga do que após uma única exposição a ela. Portanto, a PLD induzida por substância nas sinapses excitatórias nos neurônios dopaminérgicos (ou de dopamina) localizados na ATV provavelmente contribui para as mudanças iniciais no circuito neural que estão associadas ao desenvolvimento da dependência, enquanto as adaptações no circuito posterior podem ser mais importantes para alterações comportamentais de maior duração.

O Ciclo de Dependência e Recrutamento do Sistema Cerebral do Estresse

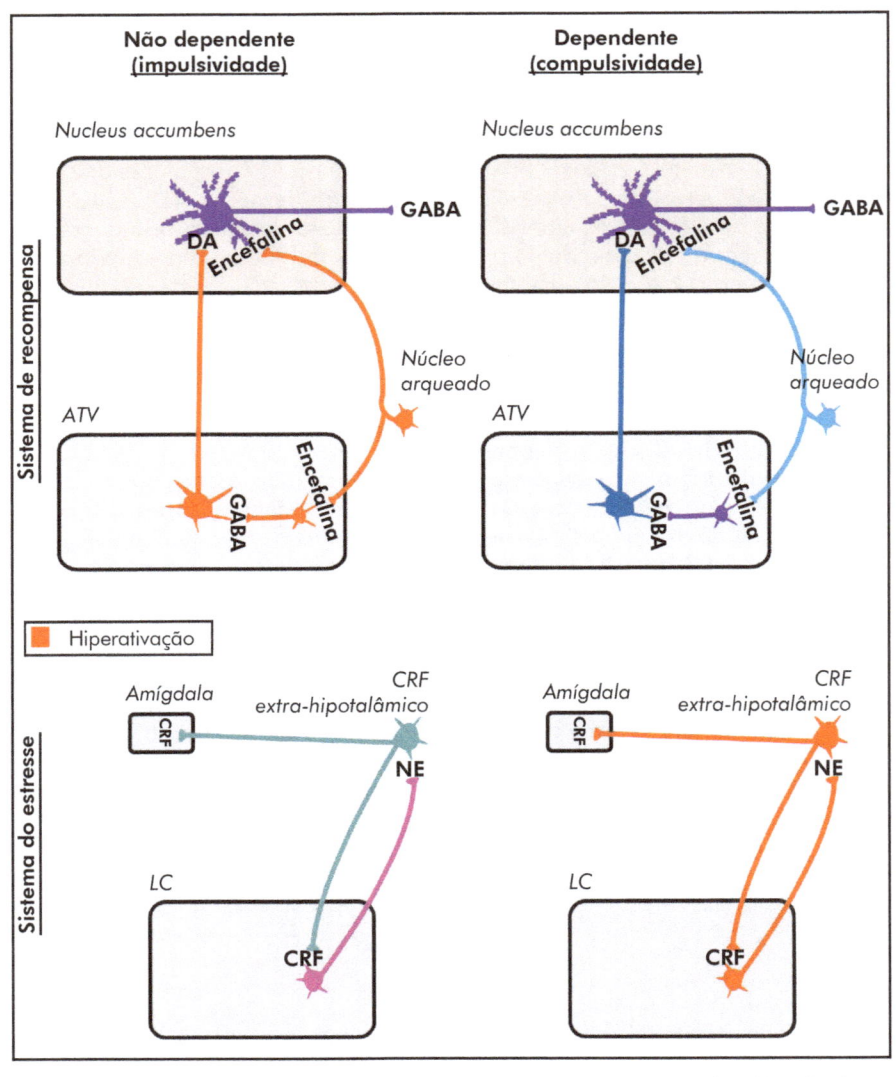

ATV: área tegmentar ventral. DA: dopamina. GABA: ácido gama-aminobutírico. CRF: fator liberador de corticotrofina. LC: lócus cerúleo. NE: norepinefrina.

O Ciclo de Dependência e Recrutamento do Sistema Cerebral do Estresse (continuação)

FIGURA 2.12 A progressão de um uso de droga ocasional e impulsivo para uso compulsivo e com dependência envolve a desregulação do sistema de recompensa e o recrutamento de respostas de estresse cerebrais/hormonais. O sistema do estresse primariamente implicado na dependência envolve a amígdala estendida no prosencéfalo basal e o sistema extra-hipotalâmico do fator liberador de corticotrofina (CRF).

Com o uso inicial da droga (esquerda), o sistema de recompensa é ativado (indicado pela cor vermelha dos neurônios) e o sistema do estresse é recrutado para compensar a atividade no circuito de recompensa (ativação normal indicada pela cor da linha de base dos neurônios). Com o uso crônico da droga (direita), o circuito de recompensa ainda é ativado, porém menos (indicado pela cor da linha de base dos neurônios), enquanto a ativação do sistema do estresse é mais pronunciada (indicada pela cor vermelha dos neurônios).

Desenvolvimento de Tolerância e Abstinência Aguda:
Alterações nos Neurotransmissores

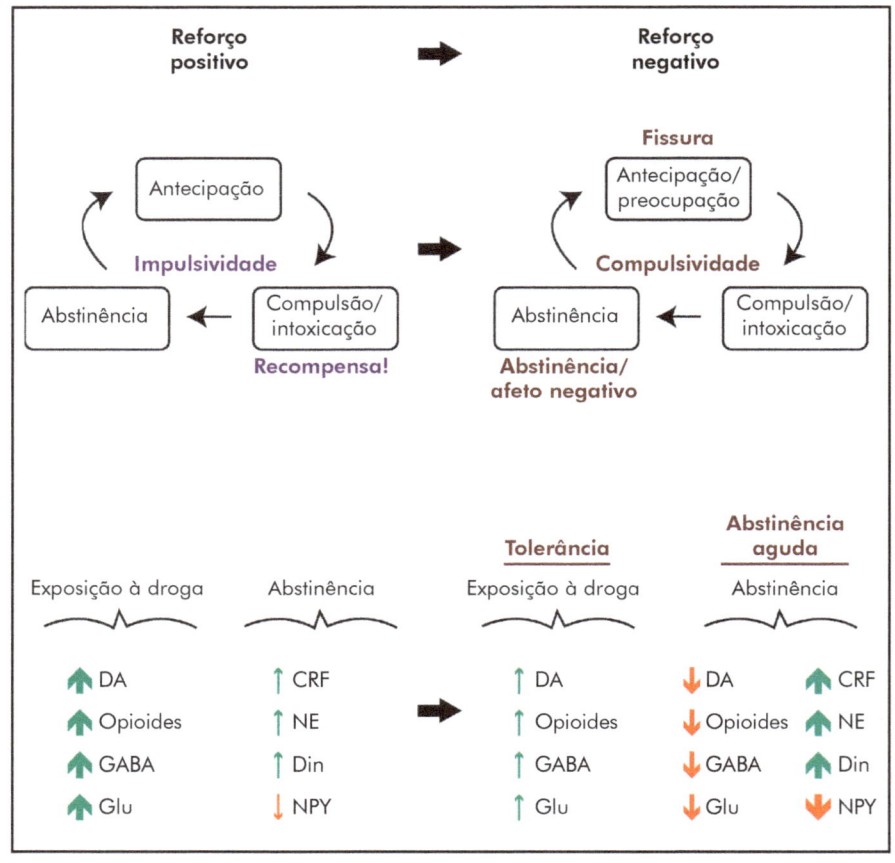

Reforço positivo → **Reforço negativo**

Impulsividade:
- Antecipação → Compulsão/intoxicação → Abstinência → (ciclo)
- Recompensa!

Compulsividade:
- Fissura: Antecipação/preocupação → Compulsão/intoxicação → Abstinência → (ciclo)
- Abstinência/afeto negativo

Exposição à droga	Abstinência	Tolerância — Exposição à droga	Abstinência aguda — Abstinência
↑ DA	↑ CRF	↑ DA	↓ DA / ↑ CRF
↑ Opioides	↑ NE	↑ Opioides	↓ Opioides / ↑ NE
↑ GABA	↑ Din	↑ GABA	↓ GABA / ↑ Din
↑ Glu	↓ NPY	↑ Glu	↓ Glu / ↓ NPY

DA: dopamina. GABA: ácido gama-aminobutírico. Glu: glutamato. CRF: fator liberador de corticotrofina. NE: norepinefrina. Din: dinorfina. NPY: neuropeptídeo Y.

Desenvolvimento de Tolerância e Abstinência Aguda:
Alterações nos Neurotransmissores (continuação)

FIGURA 2.13 As alterações nos neurotransmissores associadas à desregulação do sistema de recompensa e o recrutamento de respostas do sistema cerebral do estresse/hormonais são apresentados na Figura 2.13. Quando esses sistemas são desregulados, desenvolve-se tolerância tal que a liberação de neurotransmissores "de reforço" é reduzida em resposta à exposição à droga.

Durante a abstinência aguda, ocorre um decréscimo na atividade dopaminérgica mesolímbica, refletido em parte por um decréscimo nos receptores D2. Ocorre também um decréscimo na atividade dos opioides, GABA e glutamato no *nucleus accumbens* e na amígdala. Além disso, ocorre o recrutamento e a ativação dos sistemas neurotransmissores envolvidos no estresse e na ansiedade, incluindo a ativação do CRF na amígdala estendida (incluindo a amígdala central), a ativação da dinorfina (Din), a ativação da norepinefrina (NE) e uma redução na atividade do neuropeptídeo Y (NPY).

Essas alterações geralmente ocorrem com todas as SPAs; no entanto, o mecanismo global da abstinência aguda provavelmente é específico de cada droga, refletindo as adaptações nos alvos moleculares da substância específica. Para algumas SPAs (p. ex., opioides, álcool e hipnótico-sedativos), ocorre abstinência aguda e intensa, que pode até mesmo ser fatal se não for manejada adequadamente. As técnicas de manejo para síndromes de abstinência associadas a SPAs são abordadas em seus respectivos capítulos.

Síndrome de Abstinência Motivacional

Sintoma	Neurotransmissor
Disforia	↓ Dopamina ↓ Serotonina ↑ Dinorfina
Ansiedade; ataques de pânico	↓ GABA
Dificuldade de manejo do estresse	↓ Neuropeptídeo Y
Estresse	↑ Fator liberador de corticotrofina ↑ Norepinefrina

TABELA 2.3 A descontinuação de todas as SPAs pode levar à síndrome de abstinência motivacional, que é caracterizada por disforia, irritabilidade, sofrimento emocional e distúrbios do sono. Os neurotransmissores envolvidos nos diferentes sintomas associados à síndrome de abstinência motivacional são apresentados aqui.

Recaída

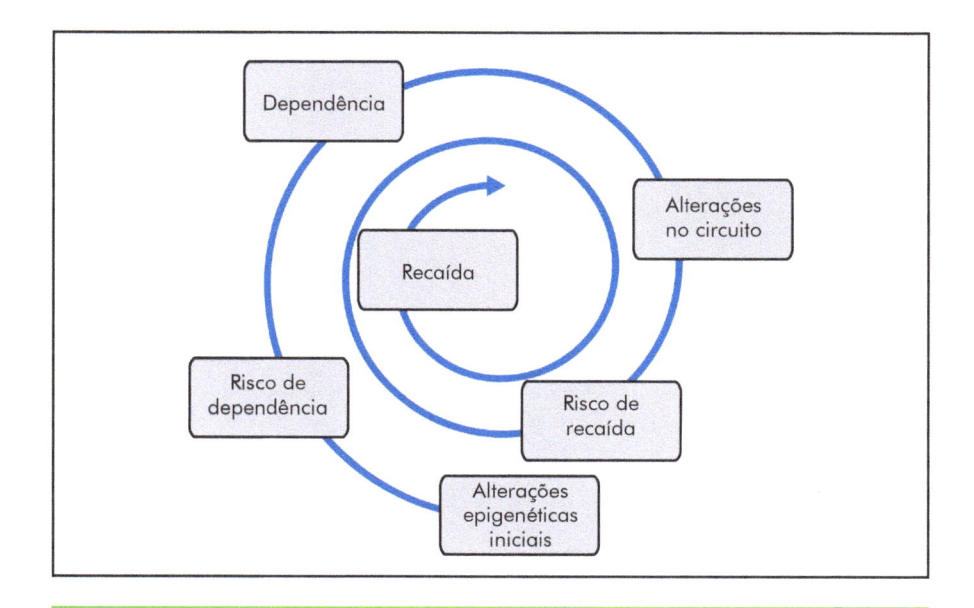

FIGURA 2.14 É possível que a exposição crônica à SPA cause alterações de longa duração e até mesmo permanentes na expressão gênica (i.e., alterações epigenéticas), que, por sua vez, levam a alterações de longa duração ou permanentes no circuito cerebral; isto explica o risco substancial de recaída visto na dependência de muitas SPAs.

Na verdade, conforme apresentado na Figura 1.3, é até mesmo possível que as primeiras experiências na vida (p. ex., estresse pré-natal ou nos primeiros meses de vida) possam causar alterações na expressão gênica que modificam o circuito cerebral e, assim, aumentam o risco de desenvolvimento de dependência. Essas alterações, portanto, não persistiriam somente para um indivíduo que se recuperou da dependência, mas também seriam compostas por alterações adicionais no circuito que ocorrem devido a mecanismos epigenéticos relacionados ao uso crônico de drogas anterior.

As alterações neurobiológicas específicas que foram identificadas em estudos com animais de recaída induzidas por estresse incluem uma elevação no CRF, nos glicocorticoides e na NE – em outras palavras, persistência da desregulação associada a estado afetivo negativo. Os modelos animais de recaída/reinstalação induzida por droga implicam o circuito do córtex pré-frontal medial/*nucleus accumbens*/glutamatérgico que é modulado pela DA no córtex frontal, bem como projeções glutamatérgicas da amígdala basolateral até o *nucleus accumbens*.

Capítulo 3

Álcool

O transtorno por uso de álcool, assim como outros transtornos por uso de substância, é uma doença neurobiológica em que o sistema de recompensa encontra-se alterado devido ao uso repetitivo do álcool. Logo, o conhecimento da farmacologia do álcool é importante para a compreensão de como ocorrem a dependência e as neuroadaptações decorrentes do consumo dessa substância, além da forma como ambas podem ser tratadas. Este capítulo examina a neurobiologia do álcool, além de estratégias de manejo para o transtorno por uso dessa substância, desde a triagem e o diagnóstico até a escolha do tratamento e de seu monitoramento.

Ações do Álcool na ATV

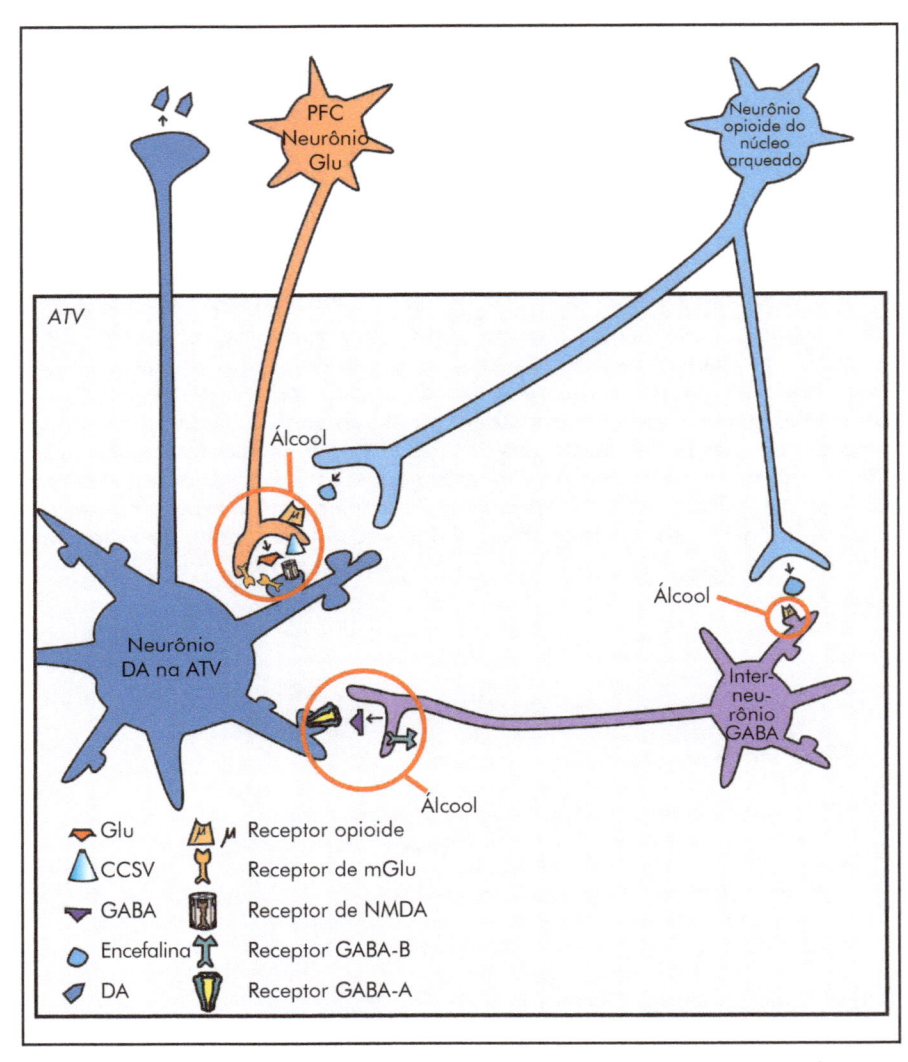

ATV: área tegmentar ventral. Glu: glutamato. CCSV: canal de cálcio sensível à voltagem. DA: dopamina. mGlu: metabotrópico de glutamato. NMDA: N-metil-D-aspartato. GABA: ácido gama-aminobutírico.

Ações do Álcool na ATV (continuação)

FIGURA 3.1 Embora a farmacologia do álcool não esteja completamente elucidada, em geral é aceito que ele age intensificando a neurotransmissão inibitória nas sinapses de GABA, ao mesmo tempo em que reduz a neurotransmissão excitatória nas sinapses do glutamato. Os efeitos eufóricos e reforçadores do álcool também podem estar relacionados a ações diretas ou indiretas nas sinapses e nos receptores opioides e canabinoides.

Na ATV, o álcool atua nos receptores de glutamato metabotrópico (mGlu) pré-sinápticos e nos canais de cálcio sensíveis à voltagem pré-sinápticos (CCSVs) para inibir a liberação do glutamato. O álcool também pode ter efeitos diretos ou indiretos na redução das ações do glutamato nos receptores pós-sinápticos de NMDA e nos de mGlu.

O álcool intensifica a liberação de GABA, bloqueando os receptores GABA-B pré-sinápticos. Também age nos receptores GABA pós-sinápticos, particularmente os do subtipo delta, os quais não são responsivos à modulação dos neuroesteroides, mas aos benzodiazepínicos.

O álcool também tem ação nos receptores opioides. Os neurônios opioides, que se originam no núcleo arqueado e se projetam até a ATV, fazem sinapse com interneurônios GABAérgicos e terminais nervosos pré-sinápticos nos neurônios de glutamato. As ações inibitórias dos opioides nos receptores opioides mu estimulam a liberação de dopamina no *nucleus accumbens*. O álcool age diretamente nos receptores mu ou, então, promove a liberação de opioides endógenos, como a encefalina.

Os tratamentos farmacológicos para transtorno por uso de álcool foram desenvolvidos utilizando esse entendimento a respeito das ações do álcool e são apresentados nas Figuras 3.11 a 3.16.

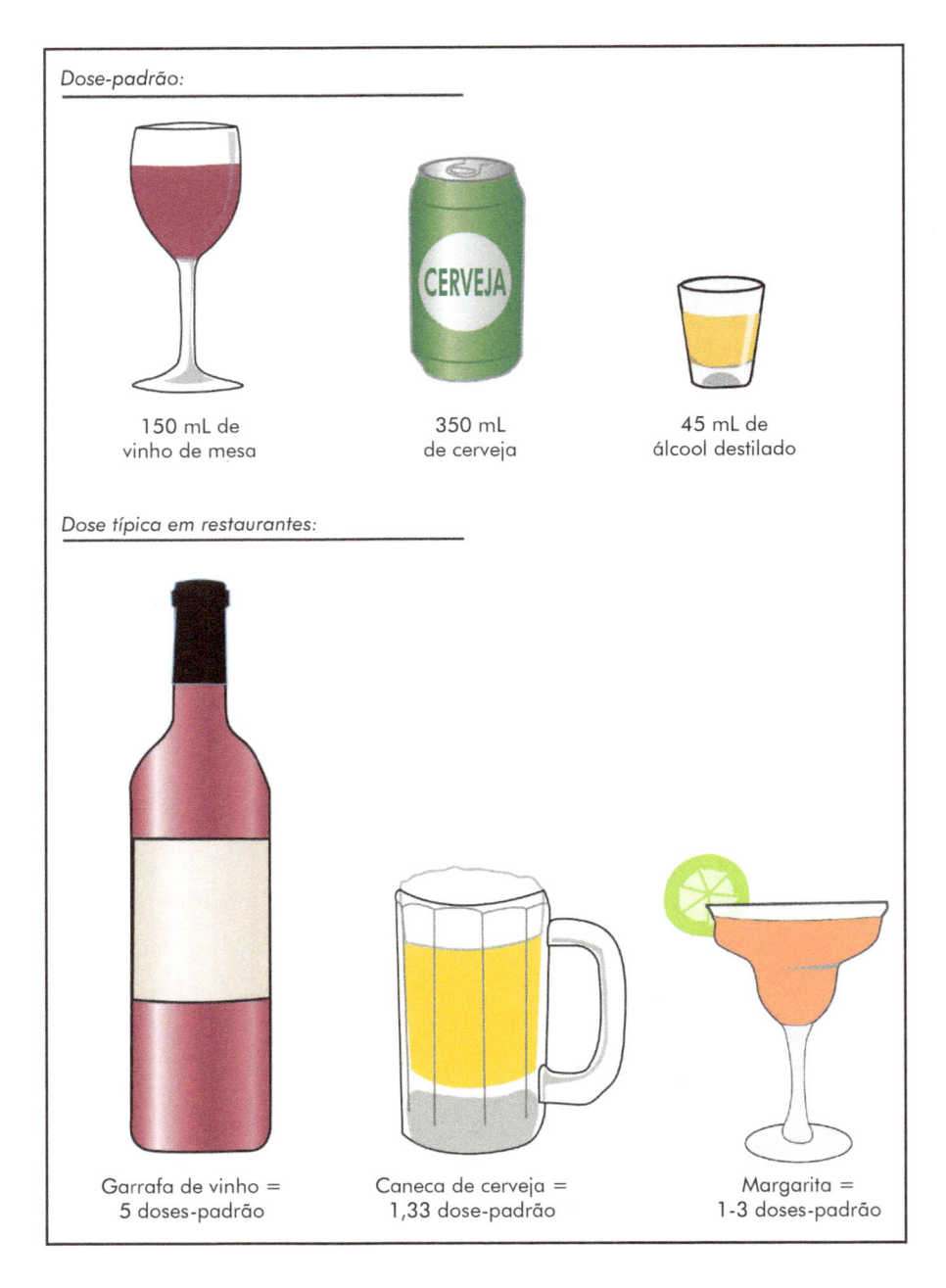

O que é uma Dose-padrão?

Dose-padrão:

150 mL de vinho de mesa

350 mL de cerveja

45 mL de álcool destilado

Dose típica em restaurantes:

Garrafa de vinho = 5 doses-padrão

Caneca de cerveja = 1,33 dose-padrão

Margarita = 1-3 doses-padrão

O que é uma Dose-padrão? (continuação)

FIGURA 3.2 Para rastrear efetivamente a presença de abuso de álcool ou dependência, é importante que os profissionais da saúde e os pacientes conheçam quais são os limites de doses. Isso, por sua vez, requer que se tenha conhecimento do que constitui uma dose-padrão.

Uma dose-padrão contém aproximadamente 14 gramas (1,2 colher de sopa) de álcool puro. Isso se traduz em aproximadamente 150 mL de vinho de mesa, 350 mL de cerveja ou 45 mL de álcool destilado.

Para colocar em perspectiva, uma garrafa de vinho típica contém cinco doses-padrão (aproximadamente 750 mL); uma lata de cerveja típica, 350 mL; uma dose de álcool destilado, aproximadamente uma dose-padrão de álcool. Em restaurantes e bares, no entanto, um "drinque" pode, na verdade, ter mais que uma dose-padrão: uma dose de chope pode ter mais de 350 mL (p. ex., 1 caneca pode ter 474 mL), enquanto bebidas misturadas podem conter mais de uma dose de álcool. Assim, sem o devido esclarecimento, a ingestão de álcool de um paciente pode facilmente ser subestimada.

Limites Máximos de Consumo

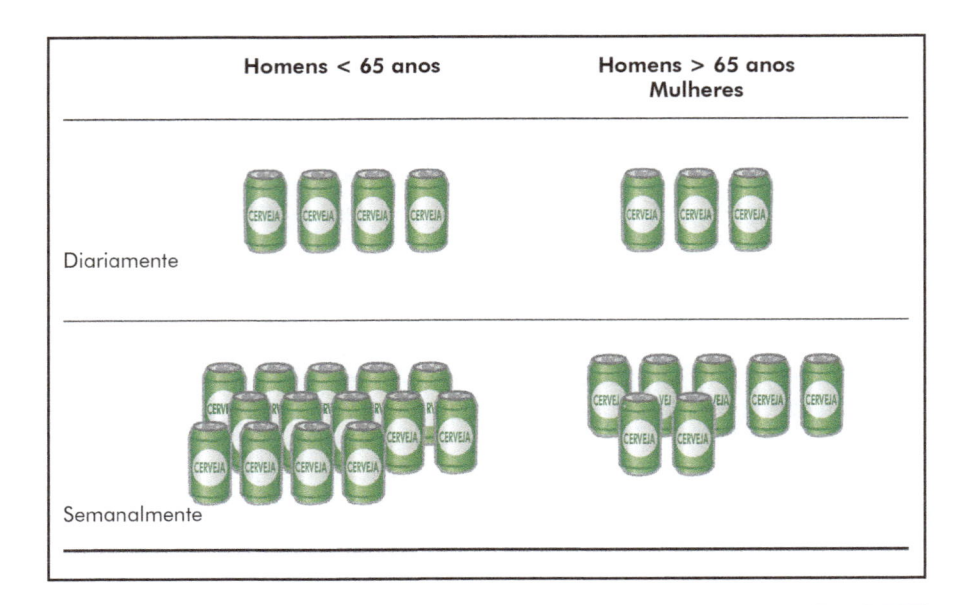

FIGURA 3.3 Os limites máximos de consumo para homens com menos de 65 anos são não mais que quatro doses-padrão em um dia e não mais que 14 doses-padrão em uma semana (National Institute on Alcohol Abuse and Alcoholism, ou NIAAA). Para homens com mais de 65 anos e para mulheres, os limites máximos são não mais que três doses-padrão por dia e não mais que sete doses-padrão por semana. Quantidades acima disso são consideradas consumo excessivo ou consumo de risco, mas não necessariamente configuram transtorno por uso de álcool.

Classificação do Comportamento de Beber

Abstinente ou de baixo risco	Em risco	Em uso nocivo	Dependente	Dependente crônico
Bebe menos que os limites do NIAAA	Bebe mais que os limites do NIAAA 12 ou mais vezes por ano	Bebe mais que os limites do NIAAA mensal ou diariamente	Bebe 6-10 doses-padrão/dia todos ou quase todos os dias	Bebe 10 ou mais doses--padrão/dia todos ou quase todos os dias
Sem incapacidade	Sem incapacidade	Incapacidade limitada	Incapacidade leve a moderada	Incapacidade moderada a grave

FIGURA 3.4 Embora a quantidade objetiva do consumo de álcool não faça parte dos critérios diagnósticos para transtorno por uso de álcool, isso pode ser útil se conjugado ao grau de incapacidade para ajudar a classificar o risco de um indivíduo ter ou desenvolver transtorno relacionado ao uso de álcool. São apresentadas aqui as orientações gerais para avaliar o risco de um paciente. Elas podem ser combinadas com os resultados das ferramentas de triagem para determinar um diagnóstico e a estratégia de manejo.

Métodos de Triagem:
AUDIT

Perguntas do AUDIT	0	1	2	3	4
Com que frequência você toma bebidas alcoólicas?	Nunca	Uma vez por mês ou menos	Duas a quatro vezes por mês	Duas a três vezes por semana	Quatro ou mais vezes por semana
Nas ocasiões em que bebe, quantas doses você costuma tomar?	1 ou 2 doses	3 ou 4 doses	5 ou 6 doses	7 a 9 doses	10 ou mais doses
Com que frequência você toma "seis ou mais doses" em uma ocasião?	Nunca	Uma vez por mês ou menos	Duas a quatro vezes por mês	Duas a três vezes por semana	Quatro ou mais vezes por semana
Com que frequência, durante o último ano, você achou que não seria capaz de controlar a quantidade de bebida depois de começar?	Nunca	Uma vez por mês ou menos	Duas a quatro vezes por mês	Duas a três vezes por semana	Quatro ou mais vezes por semana
Com que frequência, durante o último ano, você não conseguiu cumprir com algum compromisso por causa da bebida?	Nunca	Uma vez por mês ou menos	Duas a quatro vezes por mês	Duas a três vezes por semana	Quatro ou mais vezes por semana
Com que frequência, durante o último ano, depois de ter bebido muito, você precisou beber pela manhã para se sentir melhor?	Nunca	Uma vez por mês ou menos	Duas a quatro vezes por mês	Duas a três vezes por semana	Quatro ou mais vezes por semana
Com que frequência, durante o último ano, você sentiu culpa ou remorso depois de beber?	Nunca	Uma vez por mês ou menos	Duas a quatro vezes por mês	Duas a três vezes por semana	Quatro ou mais vezes por semana
Com que frequência, durante o último ano, você não conseguiu se lembrar do que aconteceu na noite anterior por causa da bebida?	Nunca	Uma vez por mês ou menos	Duas a quatro vezes por mês	Duas a três vezes por semana	Quatro ou mais vezes por semana
Alguma vez na vida você ou alguma outra pessoa já se machucou ou se prejudicou por causa de você ter bebido?	Não	Sim, mas não no último ano			Sim, durante o último ano
Alguma vez na vida algum parente, amigo, médico ou outro profissional da saúde já se preocupou com você por causa de bebida ou disse para você parar de beber?	Não	Sim, mas não no último ano			Sim, durante o último ano

Métodos de Triagem:
AUDIT (continuação)

FIGURA 3.5 Idealmente, todos os pacientes devem ser triados no que diz respeito ao seu uso de álcool por meio de um questionário de autorrelato preenchido antes da entrevista ou com uma pergunta simples pré-triagem no início da entrevista.

Existem muitos instrumentos de triagem com autorrelato disponíveis. O Teste para a Identificação de Problemas Relacionados ao Uso de Álcool (AUDIT) foi desenvolvido pela Organização Mundial da Saúde (OMS) e é recomendado pelo NIAAA. Ele consiste em 10 perguntas e pode ser concluído em aproximadamente um minuto (Fig. 3.5). O Questionário CAGE consiste em quatro perguntas e é usado em contextos militares nos Estados Unidos. Outras avaliações incluem o Teste para Álcool Paddington (PAT) e o Rastreamento Rápido de Problemas com Álcool (RAPS4).

Em vez de usar uma autoavaliação pré-triagem, pode ser útil fazer uma pergunta durante a entrevista para determinar se é necessário um seguimento adicional, a saber: "Você às vezes bebe vinho, cerveja ou outra bebida alcoólica?". Se a resposta for sim, pode-se perguntar: "Quantas vezes no ano passado você tomou X (5 para homens, 4 para mulheres) ou mais doses por dia?". Dependendo da resposta, fazer verbalmente as perguntas do AUDIT pode ajudar a determinar o grau de risco e a necessidade de intervenção.

Será melhor uma abordagem simples ao serem feitas essas perguntas; é menos provável que os pacientes fiquem defensivos se perceberem as perguntas como rotina e relevantes para a história médica, semelhante às perguntas sobre dieta e hábitos de exercício.

Estratégias de Tratamento:
Considerando o Comportamento de Beber e a Disposição para Mudar
Parte 1

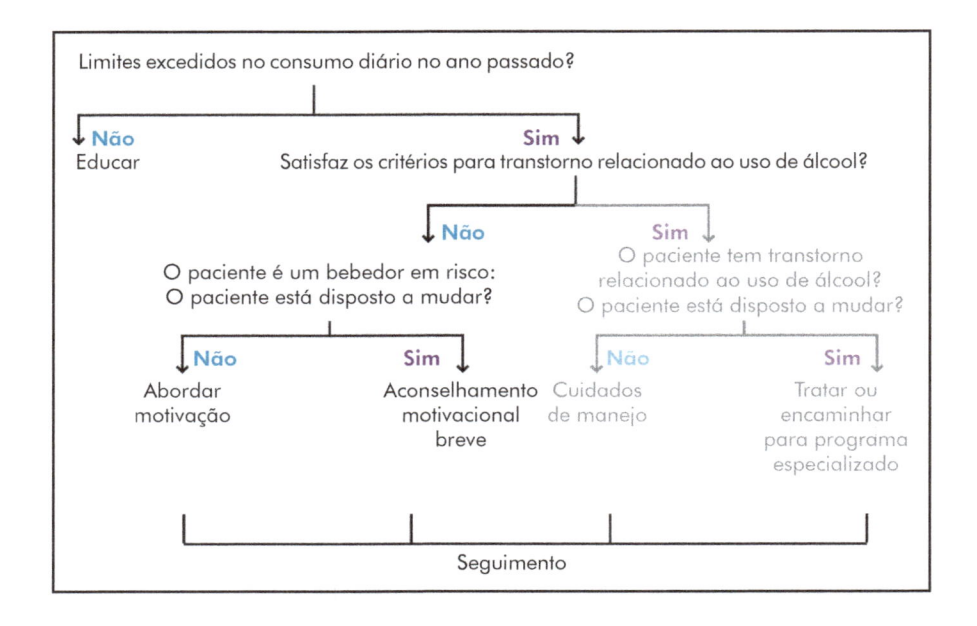

Limites excedidos no consumo diário no ano passado?

- **Não** → Educar
- **Sim** → Satisfaz os critérios para transtorno relacionado ao uso de álcool?
  - **Não** → O paciente é um bebedor em risco: O paciente está disposto a mudar?
    - **Não** → Abordar motivação
    - **Sim** → Aconselhamento motivacional breve
  - **Sim** → O paciente tem transtorno relacionado ao uso de álcool? O paciente está disposto a mudar?
    - **Não** → Cuidados de manejo
    - **Sim** → Tratar ou encaminhar para programa especializado

Seguimento

Estratégias de Tratamento:
Considerando o Comportamento de Beber e a Disposição para Mudar
Parte 1 (continuação)

FIGURA 3.6 As estratégias de tratamento para pacientes com problemas de consumo de álcool devem considerar o comportamento de beber do usuário e sua disposição para mudar.

Para indivíduos que excedem os limites de consumo, mas não satisfazem os critérios para transtorno relacionado ao uso de álcool, é importante expressar claramente sua preocupação com eles: "Você está bebendo mais do que é clinicamente seguro, e recomendo que reduza (ou pare de beber)". Relacione essa recomendação com as preocupações do paciente e achados médicos, se possível.

Se o paciente estiver disposto a fazer mudanças nos hábitos de beber, trabalhe com ele para estabelecer uma meta (reduzir até ficar dentro dos limites máximos ou se abster por um período de tempo) e então cheguem a um acordo quanto a um plano para atingi-la. Os pontos de decisão incluem os passos específicos que o paciente vai dar (não ir a um bar depois do trabalho, contar todos os drinques tomados em casa, alternar bebidas alcoólicas e não alcoólicas), como o hábito de beber será acompanhado (diariamente, calendário na cozinha), como o paciente irá manejar situações de risco e quem estaria disposto a ajudar (o cônjuge ou amigos que não bebem). Fornecer material educativo também é útil.

Se o paciente não estiver disposto a mudar, reafirme sua preocupação com a saúde dele, encoraje a reflexão (quais são as principais barreiras à mudança?) e reafirme sua disposição em ajudá-lo quando ele estiver pronto.

Estratégias de Tratamento:
Considerando o Comportamento de Beber e a Disposição para Mudar
Parte 2

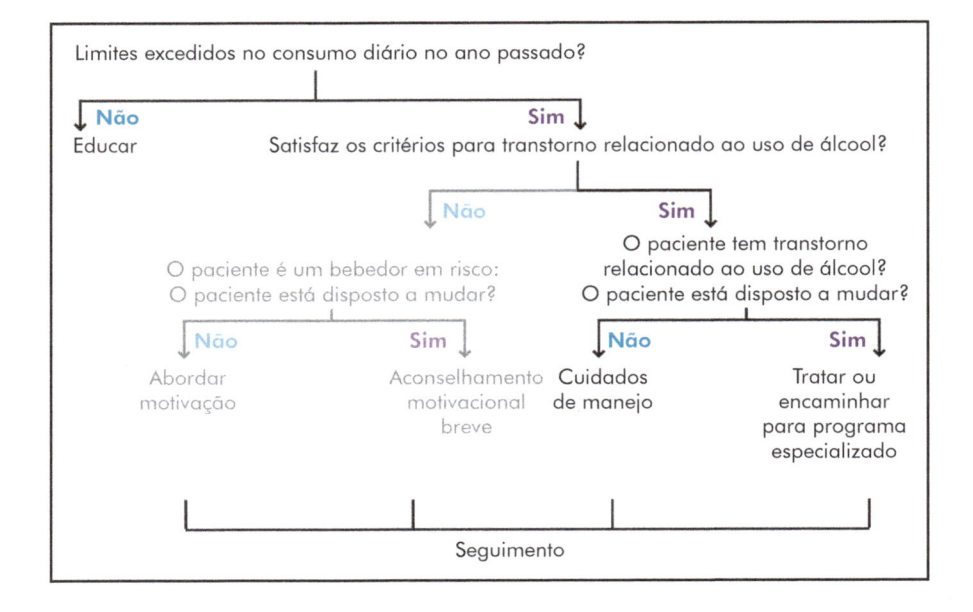

Limites excedidos no consumo diário no ano passado?

- **Não** → Educar
- **Sim** → Satisfaz os critérios para transtorno relacionado ao uso de álcool?
  - **Não** → O paciente é um bebedor em risco: O paciente está disposto a mudar?
    - **Não** → Abordar motivação
    - **Sim** → Aconselhamento motivacional breve
  - **Sim** → O paciente tem transtorno relacionado ao uso de álcool? O paciente está disposto a mudar?
    - **Não** → Cuidados de manejo
    - **Sim** → Tratar ou encaminhar para programa especializado

Seguimento

Estratégias de Tratamento:
Considerando o Comportamento de Beber e a Disposição para Mudar
Parte 2 (continuação)

FIGURA 3.7 Para pacientes com transtorno por uso de álcool, também é importante expressar seu ponto de vista e suas recomendações claramente: "Acho que você tem problemas com seu uso de álcool. Recomendo fortemente que pare de beber e estou disposto a ajudá-lo." Mais uma vez, é útil relacionar sua recomendação às preocupações do paciente e aos achados médicos, se possível.

Se o paciente estiver disposto a fazer mudanças, negocie uma meta relacionada ao consumo, com o ideal sendo a abstinência. O tratamento pode incluir uma opção farmacológica e uma estratégia psicossocial, como um grupo de mútua--ajuda, entrevista motivacional ou terapia cognitivo-comportamental. O tratamento deve ser coordenado com o das doenças médicas ou comorbidades psiquiátricas.

Se o paciente não estiver disposto a mudar, reafirme sua preocupação com a saúde dele, encoraje a reflexão (quais são as principais barreiras à mudança?) e reafirme sua disposição em ajudá-lo quando ele estiver pronto.

Beber com Risco Reduzido:
Um Resultado Alternativo, Parte 1

[Gráfico de pizza mostrando:]
- 65% Problemas com bebida
- 25% Abstinência
- 10% Beber moderado

Destaque: Abstinência durante 3 de cada 4 dias. Redução do consumo de álcool em 87%

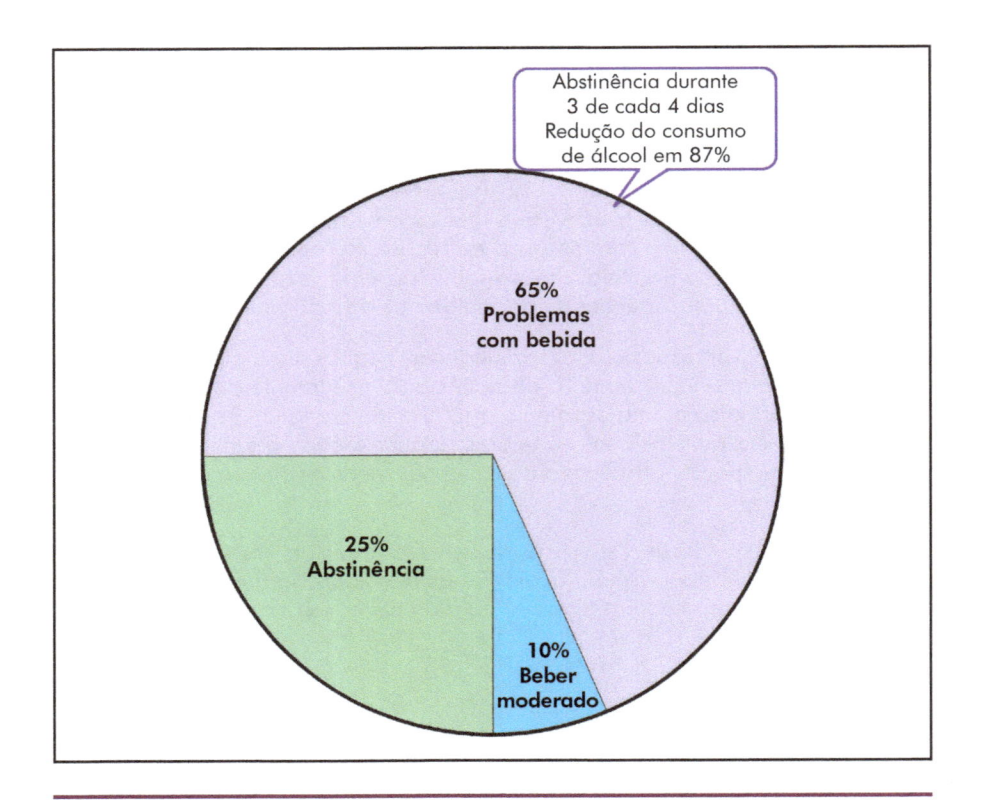

FIGURA 3.8 O objetivo ideal do tratamento para transtorno por uso de álcool é a abstinência; contudo, a abstinência não tem que ser o único resultado positivo do tratamento. A maioria dos pacientes não a atinge, e aqueles que conseguem podem precisar de muitas tentativas. Mesmo os indivíduos que não atingem a abstinência podem exibir mudanças significativas e positivas em seu comportamento de beber. Achados de sete grandes estudos multicêntricos mostraram que, durante o ano seguinte ao tratamento, 1 em cada 4 indivíduos, em média, permanecia abstinente, e ainda 1 em cada 10 usava álcool moderadamente e sem problemas. Durante esse período, a mortalidade foi em torno de 2%. Como grupo, os demais pacientes demonstraram melhora substancial, permanecendo em abstinência em 3 a cada 4 dias e reduzindo seu consumo global de álcool em uma média de 87%. Os problemas relacionados ao álcool também diminuíram em 60%.

Beber com Risco Reduzido:
Um Resultado Alternativo, Parte 2

Objetivo potencial para:

Bebedores de risco

Pessoas com problemas menos graves com o consumo de álcool

Contraindicado para:

Condições que seriam exacerbadas pelo álcool

Uso de dissulfiram ou outros agentes contraindicados com álcool

História de tentativas fracassadas de consumo de álcool com risco reduzido

Gravidez ou amamentação

História de sintomas graves de abstinência alcoólica

FIGURA 3.9 Não há consenso quanto ao uso de estratégias de redução do consumo de álcool com risco como objetivo final. Entretanto, alguns pacientes não concordam com a abstinência como um propósito. Para esses pacientes, ainda pode ser benéfico trabalhar para reduzir o consumo de álcool. O beber reduzido pode ser um objetivo melhor para pacientes com problemas menos graves com a bebida, incluindo bebedores de risco (ver Fig. 3.6). Como ocorre com os bebedores de risco, a estratégia para atingir o consumo com risco reduzido para pacientes com transtorno por uso de álcool envolve a elaboração conjunta de um plano. Dê aos pacientes uma opção no objetivo, se possível; isso possibilita que eles tomem parte nas decisões que afetam suas vidas e confere mais responsabilidade pelo resultado. Algumas orientações para o consumo de álcool com risco reduzido incluem: evitar mais de um drinque em uma hora, evitar padrões de consumo (mesmas pessoas, mesmos lugares, mesma hora do dia) e evitar beber para lidar com os problemas.

As contraindicações para beber com risco reduzido (em comparação com a abstinência) incluem condições existentes que seriam exacerbadas pelo álcool, o uso de dissulfiram ou outros agentes contraindicados com álcool, uma história de tentativas fracassadas de consumo com risco reduzido, gravidez ou amamentação e um histórico de sintomas graves de abstinência alcoólica. No caso de pacientes que devem buscar a sobriedade, mas se recusam, pode-se tentar fazê-los concordar com um período experimental de abstinência e um período experimental de consumo de álcool com risco reduzido. Pode ser benéfico fazer um contrato escrito.

Tratamento Farmacológico para Transtorno por Uso de Álcool

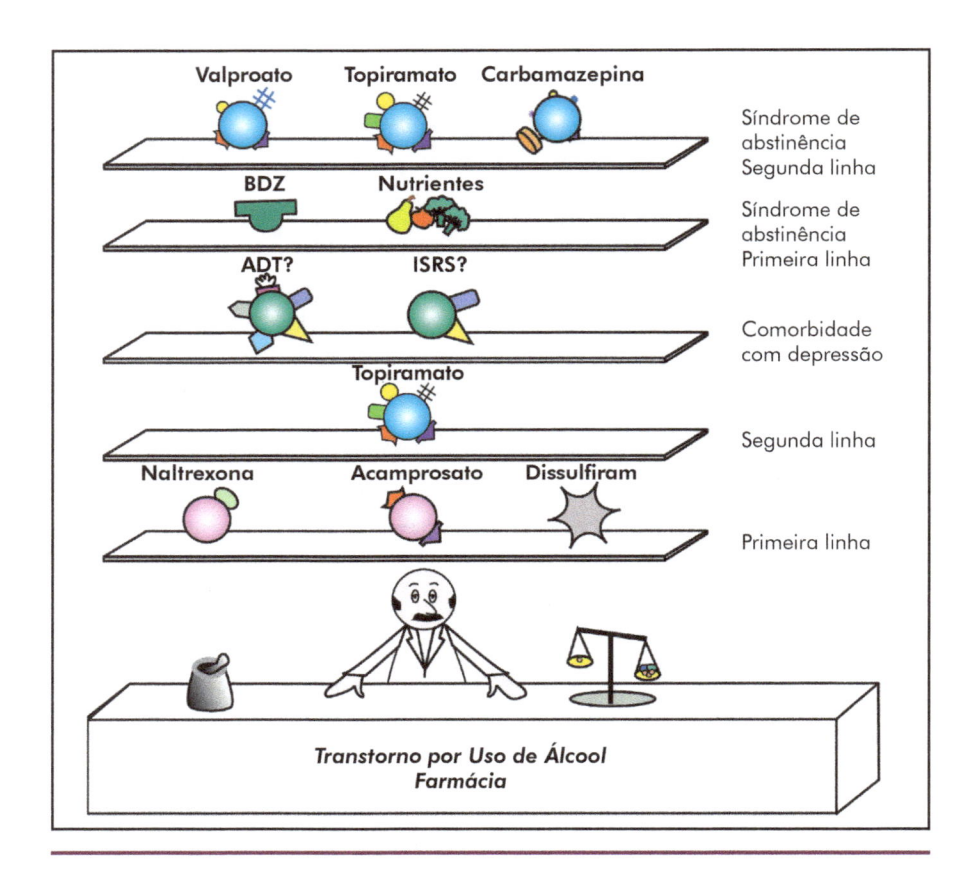

FIGURA 3.10 As opções farmacológicas para tratar o transtorno por uso de álcool incluem naltrexona (disponível por via oral), acamprosato e dissulfiram. O topiramato é usado às vezes como segunda linha. Os inibidores seletivos da recaptação de serotonina (ISRSs) e os antidepressivos tricíclicos (ADTs) foram usados em pacientes com depressão em comorbidade, mas com resultados inconsistentes. Existem estudos com animais e relatos clínicos preliminares da ondansetrona, antagonista de receptores de serotonina tipo 3, para tratar transtorno relacionado ao uso de álcool, mas não há evidências claras de que esse agente seja eficaz.

A abstinência do álcool pode ser tratada farmacologicamente com benzodiazepínicos (BDZs) e reposição de nutrientes. As alternativas de segunda linha aos BDZs incluem carbamazepina, topiramato e valproato.

Tratamento Psicossocial para Transtorno por Uso de Álcool

		TCC	EM	Terapia comportamental	TIP	Terapia familiar	Autoajuda/ 12 passos
Substância psicoativa	Álcool	X	X	X		X	X
	Opioide	X		X		X	X
	Nicotina	X	X	X			
	Estimulante	X		X			X
	THC		X	X			

TCC: terapia cognitivo-comportamental. EM: entrevista motivacional. Terapia comportamental: manejo de contingências, reforço da comunidade, exposição ao estímulo e relaxamento, terapia aversiva. TIP: terapia interpessoal. THC: delta-9-tetra-hidrocanabinol.

TABELA 3.1 Os tratamentos psicossociais são componentes de suma importância para o manejo do transtorno por uso de substância. Muitas das mesmas estratégias gerais são usadas para tratar dependência de diferentes substâncias psicoativas. As estratégias específicas que são comumente usadas no tratamento de transtorno por uso de álcool são destacadas aqui. Esses métodos são explicados em mais detalhes no Capítulo 9.

Acamprosato*

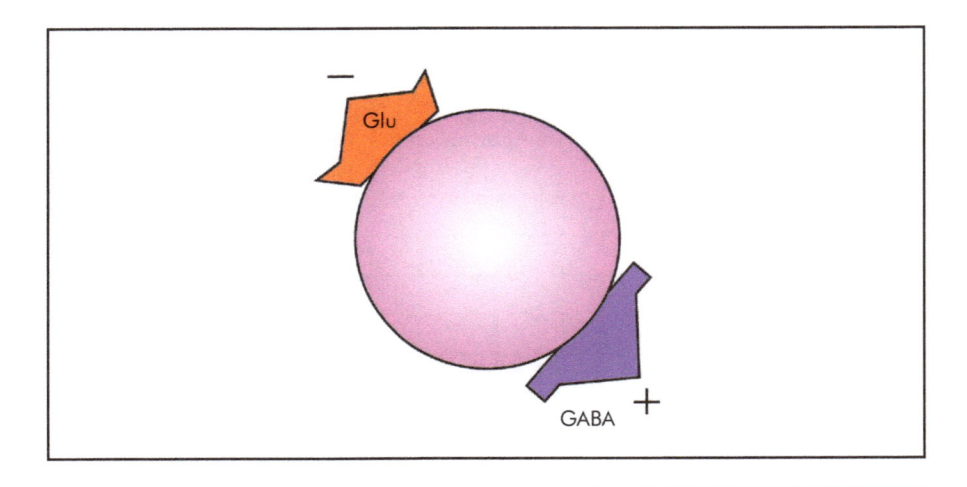

FIGURA 3.11 O acamprosato é um derivativo do aminoácido taurina e, assim como o álcool, reduz a neurotransmissão excitatória do glutamato e intensifica a neurotransmissão inibitória de GABA. Em particular, ele parece bloquear os receptores de mGlu e talvez também os receptores de NMDA.

Quando o álcool é usado cronicamente e depois retirado, as mudanças adaptativas que ele causa no glutamato e nos sistemas GABA criam um estado de hiperatividade do glutamato – mesmo excitatório – e deficiência de GABA. Ao bloquear os receptores de glutamato, o acamprosato pode mitigar a hiperexcitabilidade do glutamato durante a abstinência do álcool e é, portanto, às vezes denominado "álcool artificial".

O acamprosato é destinado para uso unicamente em pacientes que já atingiram a abstinência.

---

*N. de R.T. Atualmente, não é comercializado no Brasil.

Acamprosato:
Dados e Pérolas

Dosagem e uso

Formulação:
Comprimidos: 333 mg

Faixa de dosagem:
666 mg 3 vezes ao dia (>60 kg)
666 mg 2 vezes ao dia (<60 kg)

Aprovado para:
Manutenção da abstinência do álcool

Efeitos colaterais e segurança

Ganho de peso
Incomum | Não usual | Comum | Problemático

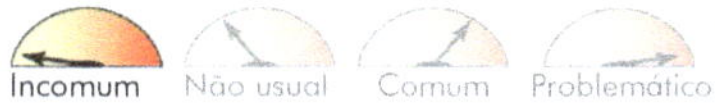

Sedação
Incomum | Não usual | Comum | Problemático

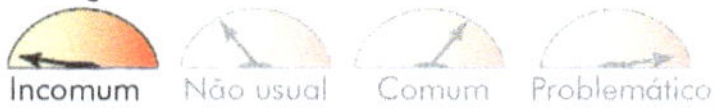

Ideação e comportamento suicida

Não usar se o paciente tiver insuficiência renal grave

Pérolas

Serve como "álcool artificial"; pode ser menos eficaz em situações nas quais o paciente ainda não está abstinente; os pacientes devem continuar o tratamento mesmo que ocorra recaída, mas devem divulgar um novo consumo; o planejamento da dosagem pode afetar a adesão; geralmente bem-tolerado, com diarreia como o efeito colateral mais comum; sem interações conhecidas com medicamentos psicotrópicos (não metabolizado pelas enzimas hepáticas; não inibe ou induz as enzimas hepáticas).

Populações especiais

A segurança e eficácia não foram estabelecidas

Categoria de risco C na gravidez (alguns estudos animais mostram efeitos adversos; sem estudos controlados em humanos)

Dados disponíveis limitados em pacientes com insuficiência cardíaca

Para insuficiência renal moderada, a dose recomendada é 333 mg 3 vezes ao dia; contraindicado em insuficiência grave

Geralmente não é necessário ajuste da dose para pacientes com insuficiência hepática

FIGURA 3.12 Informações de dosagem e segurança para o acamprosato.

Naltrexona

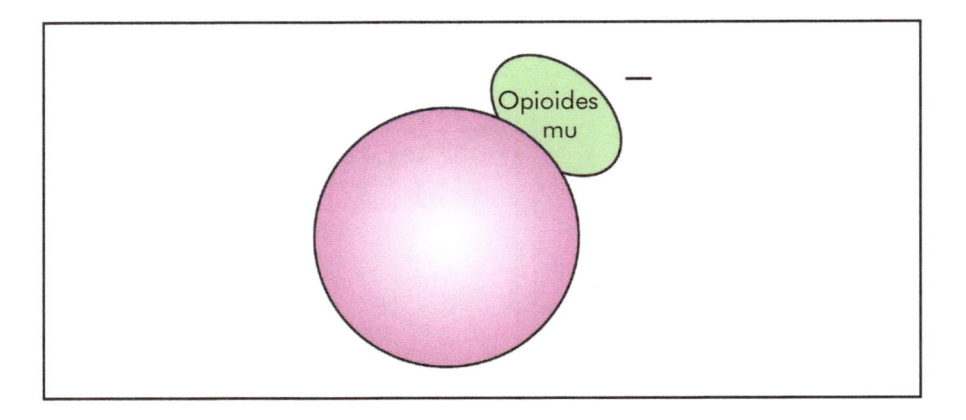

FIGURA 3.13 A naltrexona bloqueia os receptores opioides mu, os quais teoricamente contribuem para a euforia e *high* associados ao consumo de álcool. Ou seja, os neurônios opioides formam sinapses na ATV com interneurônios GABAérgicos e terminais nervosos pré-sinápticos de neurônios de glutamato. O álcool atua diretamente nos receptores opioides mu ou promove a liberação de opioides endógenos; em qualquer um dos casos, o resultado é o aumento na liberação de dopamina para o *nucleus accumbens*. Portanto, não é de causar surpresa que um antagonista dos opioides mu bloqueie o prazer do consumo excessivo e potencialmente aumente a abstinência.

A naltrexona pode ser usada não apenas em pacientes que estão abstinentes, mas também naqueles que estão reduzindo o consumo de álcool. Está disponível em formulação oral.

Naltrexona
Dados e Pérolas

	Dosagem e uso
Formulação: Comprimidos: 50 mg Solução oral: 12 mg/0,6 mL **Faixa de dosagem:** Oral: 50 mg/dia **Aprovada para:** Dependência de álcool Prevenção de recaída de dependência fisiológica de opioide	

	Pérolas
	Pode ser usada em pacientes que atingiram a abstinência, que estão tentando atingir a abstinência ou que estão buscando reduzir o consumo pesado; menos eficaz em pacientes que não estão abstinentes no momento de início do tratamento; a adesão aumenta com a formulação injetável; os efeitos colaterais incluem náusea, vômitos e reações no local (injeção); pode bloquear os efeitos de medicamentos que contêm opioides; alguns pacientes se queixam de apatia com o tratamento crônico.

Efeitos colaterais e segurança	
Ganho de peso Incomum / Não usual / Comum / Problemático **Sedação** Incomum / Não usual / Comum / Problemático	
☣	Pneumonia eosinofílica, lesão hepatocelular (em doses excessivas), reações graves no local da injeção requerendo cirurgia
⚠	Não usar se o paciente estiver tomando analgésicos opioides, for atualmente dependente de um opioide ou estiver em abstinência aguda de opioide, falhou no desafio de naloxona ou apresenta triagem urinária positiva para opioides

	Populações especiais
👪	A segurança e eficácia não foram estabelecidas
🤰	Categoria de risco C na gravidez (alguns estudos com animais apresentam efeitos adversos; sem estudos controlados em humanos)
♥	Dados disponíveis limitados em pacientes com insuficiência cardíaca
🫘	Geralmente não é necessário ajuste da dose para insuficiência renal leve; não estudada em insuficiência moderada a grave
🫀	Geralmente não é necessário ajuste da dose para insuficiência hepática leve; não estudada em insuficiência hepática grave; contraindicada em hepatite ou insuficiência hepática aguda

FIGURA 3.14 Dosagem e informações de segurança para naltrexona.

Dissulfiram

Dissulfiram
Antabuse

Faixa de dosagem:
250-500 mg/dia, 1 ano de duração

Aprovada para:
Manutenção da abstinência

Pérolas:
O dissulfiram não deve ser administrado em um paciente em estado de intoxicação alcoólica ou sem o pleno conhecimento do indivíduo; o paciente não deve tomar dissulfiram por pelo menos 12 horas depois de beber; pode ocorrer uma reação por até duas semanas depois da interrupção de dissulfiram; o paciente deve ser alertado para não consumir qualquer alimento ou bebida contendo álcool; o indivíduo deve portar um cartão de emergência informando que está tomando dissulfiram; os efeitos colaterais comuns incluem paladar com sabor metálico, depressão respiratória e hepatotoxicidade; categoria de risco C na gravidez.

Contraindicado em pacientes que estão tomando metronidazol, amprenavir, ritonavir ou sertralina e naqueles com psicose ou doença cardiovascular; não recomendado para pacientes com mais de 60 anos ou para aqueles com doença pulmonar grave, insuficiência renal crônica, diabetes, neuropatia periférica, crises convulsivas, cirrose ou hipertensão portal.

FIGURA 3.15 O álcool é metabolizado em acetaldeído, o qual, por sua vez, é metabolizado pelo aldeído desidrogenase. O dissulfiram é um inibidor irreversível do aldeído desidrogenase, bloqueando esse metabolismo em segundo estágio. Quando o álcool é consumido por um paciente que está tomando dissulfiram, desenvolvem-se níveis tóxicos de acetaldeído, o que leva a rubor, taquicardia, náusea, vômitos e outros sintomas. Essa experiência aversiva idealmente leva ao condicionamento negativo, em que o paciente se abstém do álcool para evitar os efeitos desagradáveis. Obviamente, adesão ao medicamento é crucial para que isso ocorra, e não é de causar surpresa que as taxas de aceitação sejam muito baixas. Além disso, podem ocorrer efeitos colaterais perigosos, como toxicidade ao álcool em pacientes que não se abstêm enquanto tomam dissulfiram.

Topiramato

Topiramato

Faixa de dosagem:
Até 300 mg/dia; requer titulação ascendente para reduzir os efeitos colaterais

Aprovado para:
Transtornos convulsivos múltiplos; profilaxia da enxaqueca

Pérolas:
Pode ser útil para pacientes que atingiram a abstinência, que estão tentando atingi-la ou que estão buscando reduzir o consumo pesado; pode ser útil como um agente adjuvante; os efeitos colaterais incluem sedação, náusea e perda de peso; pode causar acidose metabólica ou cálculos biliares; os efeitos adversos podem ser dose-dependentes; estipular metade da dose em pacientes com insuficiência renal; usar com cautela em pacientes com insuficiência hepática ou cardíaca e em idosos; categoria de risco C na gravidez

FIGURA 3.16 O topiramato é um anticonvulsivante que inibe a liberação do glutamato e potencializa a atividade do GABA; esses mecanismos também fazem dele uma opção potencial para tratar o transtorno por uso de álcool. Embora não aprovado para esse uso, existem alguns estudos demonstrando sua eficácia. O topiramato pode ser prescrito para pacientes que ainda não se abstiveram do consumo de álcool como monoterapia ou como tratamento adjuvante. Também é um inibidor da anidrase carbônica e, portanto, pode desenvolver cálculos renais, parastesia ou acidose metabólica.

Tratamento da Síndrome de Abstinência do Álcool

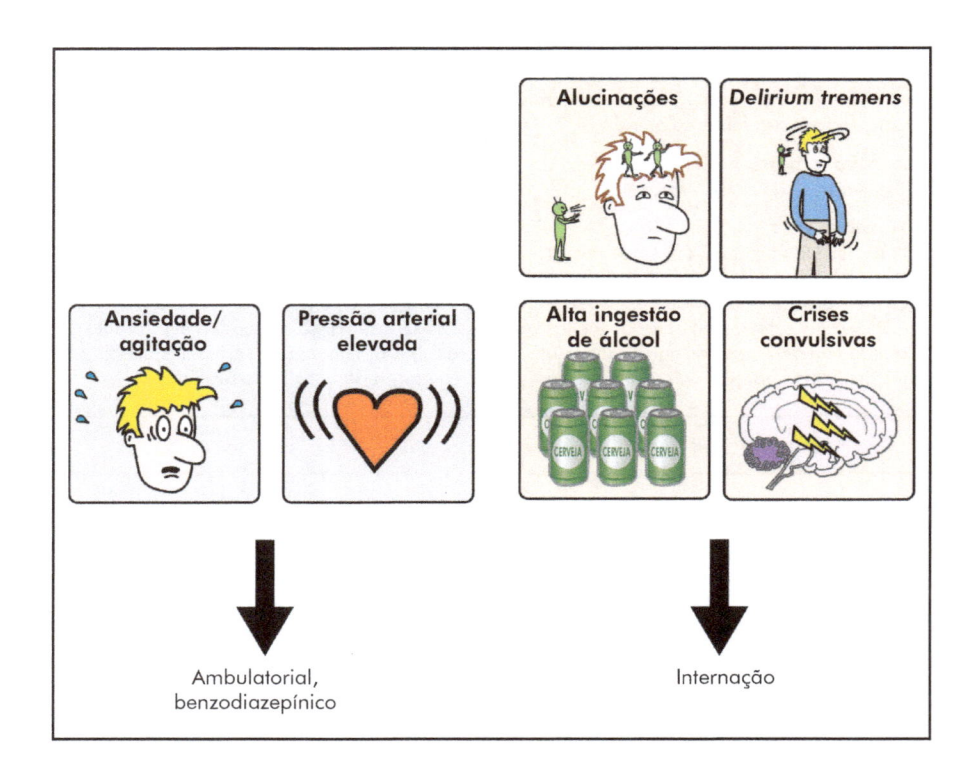

| Ansiedade/agitação | Pressão arterial elevada | Alucinações | Delirium tremens |
| | | Alta ingestão de álcool | Crises convulsivas |

↓ Ambulatorial, benzodiazepínico

↓ Internação

Tratamento da Síndrome de Abstinência do Álcool (continuação)

FIGURA 3.17 Uma porcentagem dos indivíduos que são dependentes de álcool experimenta síndrome de abstinência do álcool (SAA). Os sintomas, que incluem tremor, frequência cardíaca e pressão arterial elevadas, sudorese, agitação, nervosismo, insônia, ansiedade e depressão, começam algumas horas após a descontinuação e podem durar de alguns dias até uma semana. Em muitos casos, a SAA se resolve sem complicações e não requer tratamento. Para alguns pacientes, no entanto, é necessário um tratamento específico.

Para pacientes com SAA leve a moderada, o tratamento pode ser ambulatorial e deve focar o alívio dos sintomas imediatos, a prevenção de complicações e o início da reabilitação. Isso envolve cuidados de apoio e reposição de nutrientes, líquidos e deficiências minerais (especialmente vitamina B). Os benzodiazepínicos são comumente usados para reduzir a ansiedade, a agitação e a hiperatividade autonômica, além de diminuir a incidência de delírio e crises convulsivas. Os benzodiazepínicos de longa duração permitem um curso mais suave da abstinência e dosagem menos frequente, enquanto os de curta duração podem ser preferíveis para pacientes com distúrbio hepático grave. Como os benzodiazepínicos têm propensão ao abuso e potencial para interação com o álcool, são recomendáveis opções alternativas, tais como carbamazepina, valproato e topiramato.

Alguns pacientes experimentam sintomas mais graves, como alucinações, *delirium tremens*, sintomas psicóticos e crises convulsivas, e requerem internação. Indivíduos com ingestão de álcool extremamente alta ou sintomas psiquiátricos significativos também necessitam de tratamento em ambiente hospitalar.

Monitoramento e Seguimento

Se os objetivos foram atingidos	Se os objetivos não foram atingidos
👍	👎
⬇	⬇
Reforçar e apoiar a continuidade da adesão do paciente Encorajar a triagem anual	Reconhecer que a mudança é difícil Apoiar qualquer mudança positiva ocorrida Ajudar a identificar barreiras à mudança

FIGURA 3.18 O monitoramento e o seguimento são componentes essenciais da estratégia de tratamento para pacientes com transtorno por uso de álcool ou com consumo de risco. A cada consulta, avaliar se o paciente conseguiu atingir e manter os objetivos. Em caso afirmativo, reforçar e apoiar a continuidade da adesão do paciente às recomendações. Encorajar o paciente a retornar se não conseguir manter a adesão e fazer nova triagem pelo menos anualmente.

Se o paciente não conseguiu manter ou atingir o objetivo, reconhecer que a mudança é difícil e apoiar qualquer alteração positiva ocorrida e, ao mesmo tempo, abordar as barreiras para atingir o objetivo. Se necessário, negocie uma meta e planeje, certificando-se de que outras pessoas significativas estão disponíveis para ajudar.

Se um paciente com consumo de risco não conseguir reduzir a quantidade ou se abster, pode ser necessário reavaliar o diagnóstico.

Capítulo 4

Opioides

A heroína foi sintetizada pela primeira vez no final dos anos de 1800 e se revelou como uma das substâncias que mais causam dependência. Os opioides prescritos, incluindo morfina e oxicodona, também têm alto potencial de abuso; até muito recentemente, no entanto, esses agentes eram restritos sobretudo aos cuidados paliativos e para pacientes com câncer. Atualmente, contudo, o uso de opioides prescritos para o tratamento da dor crônica não relacionada a câncer ganhou aceitação e se tornou muito mais comum. De modo correspondente, o mau uso, o abuso e o desvio da prescrição de opioides aumentaram drasticamente e agora excede em muito a heroína. Isso acarreta consequências substanciais; milhares de pessoas nos Estados Unidos morrem mais a cada ano devido à *overdose* acidental de opioides prescritos do que por *overdose* de heroína ou cocaína. O transtorno por uso de opioides é, portanto, um problema de saúde pública significativo. Este capítulo examina os efeitos neurobiológicos dos opioides, além da triagem e das estratégias de manejo do transtorno por uso de opioides.

Ações dos Opioides nos Circuitos de Recompensa

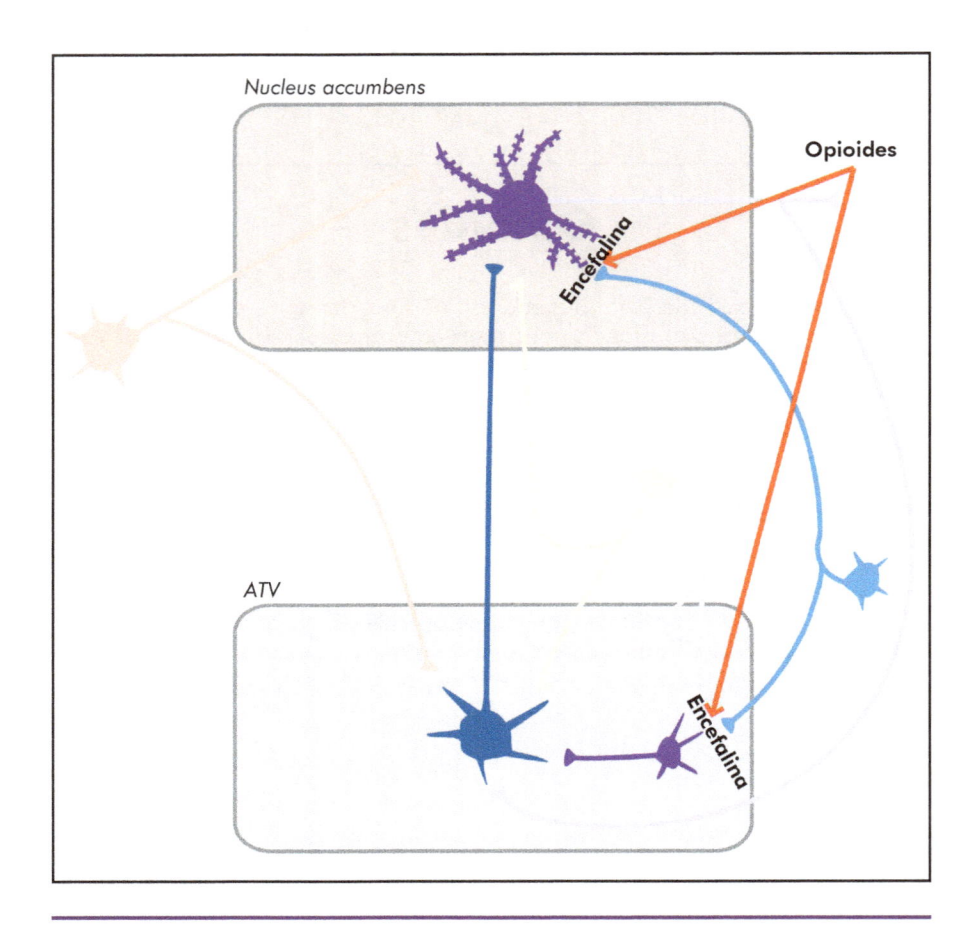

FIGURA 4.1 Os neurônios que se originam no núcleo arqueado se projetam para a área tegmentar ventral (ATV), o local dos corpos celulares contendo dopamina, e o *nucleus accumbens*, para o qual os neurônios dopaminérgicos se direcionam. Os neurônios opioides liberam opioides endógenos (p. ex., encefalina), que mediam a avaliação hedônica das recompensas naturais e estão envolvidos (particularmente na ATV e no *nucleus accumbens*) nos aspectos motivacionais da dependência fisiológica e dos estados aversivos.

Neurotransmissores Opioides Endógenos

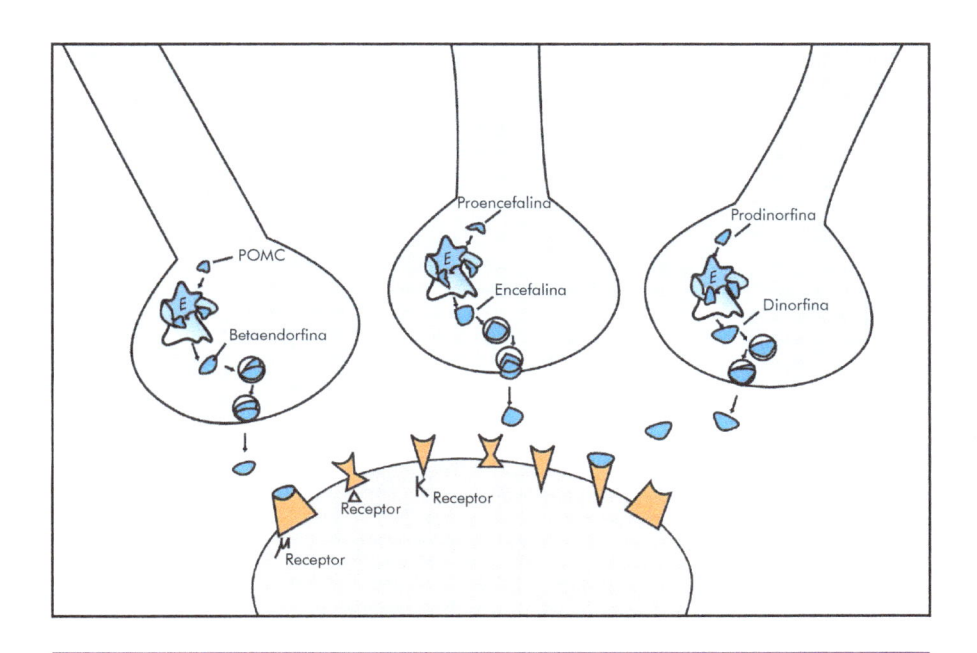

FIGURA 4.2 Os opioides endógenos são peptídeos derivado das proteínas precursoras denominadas pró-opiomelanocortina (POMC), proencefalina e prodinorfina. Parte dessas proteínas precursoras são divididas para formar endorfinas, encefalinas ou dinorfinas, as quais são, então, armazenadas nos neurônios opioides e liberadas durante a neurotransmissão para mediar o reforço e o prazer por meio de suas ações em uma variedade de receptores opioides, sendo os mais importantes: mu, delta e kappa.

Os receptores mu na ATV estão criticamente envolvidos no reforço e também na dependência fisiológica de substâncias. Os receptores kappa induzem disforia, combatem os receptores mu e estão envolvidos na ingestão de substância relacionada ao estresse. Os receptores delta estão envolvidos no controle emocional.

Considera-se que os opioides exógenos também atuam nos receptores mu, delta e kappa, particularmente nos receptores mu. De modo específico, os receptores mu e possivelmente delta na ATV e o *nucleus accumbens* medeiam as propriedades de reforço positivo dos opioides exógenos.

Rastreamento para Uso Indevido de Opioides

Sinais de alerta	Intoxicação	Abstinência
História vaga	Pupilas constritas	Humor disfórico
Rapport fraco	Fala mal-articulada	Náusea/vômitos
Medicamentos perdidos/roubados	Coceira	Dores musculares
Pedido precoce de renovação da receita	Euforia ou agitação	Coriza
Telefonemas urgentes	Boca seca	Pupilas dilatadas
"Doctor shopping"	Sonolência	Arrepios
Nenhum alívio sem opioides	Julgamento prejudicado	Sudorese
Abuso de outra droga/álcool		Diarreia
		Bocejo
		Febre
		Insônia

FIGURA 4.3 Os sinais de alerta de que um paciente pode estar fazendo uso indevido de opioides incluem informações vagas, inconsistentes ou incompletas em sua história; dificuldade em estabelecer um *rapport*; evidências de consulta a diversos médicos (*"doctor shopping"*); relato de medicamentos perdidos ou roubados; pedidos precoces de renovação da receita; telefonemas urgentes ou consultas não agendadas; nenhum alívio com outro medicamento além de opioides; e evidências de abuso de outras drogas ou álcool. Os indivíduos que estão agudamente intoxicados demonstram pupilas constritas, fala mal-articulada, coceira, euforia ou agitação, boca seca, sonolência e julgamento prejudicado. Os indivíduos que estão passando por abstinência de opioide podem experimentar humor disfórico, náusea e vômitos, dores musculares, coriza e olhos lacrimejantes, pupilas dilatadas, arrepios, sudorese, diarreia, bocejo, febre e insônia.

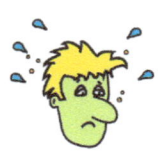

Se existe suspeita de uso indevido de opioides, pode ser utilizado um instrumento de triagem para uma melhor avaliação. Não há um instrumento aceito que seja único. Exemplos de instrumentos de autorrelato incluem a Current Opioid Misuse Measure e Opioid Risk Tool. Exemplos de instrumentos abrangentes incluem o Teste de Triagem de Abuso de Droga e os questionários CAGE-AID e UNCOPE.

Tratamento Farmacológico para Transtorno por Uso de Opioides

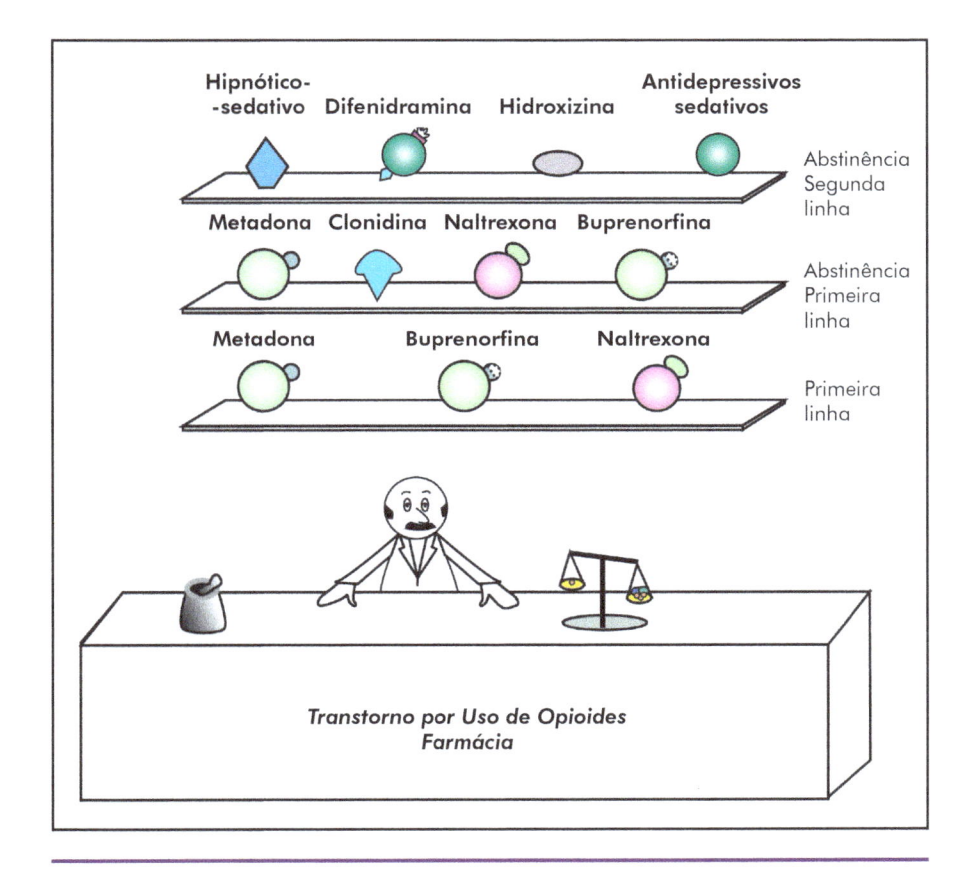

FIGURA 4.4 As opções farmacológicas para tratar transtorno por uso de opioides incluem metadona (por meio de programas regulados), buprenorfina e naltrexona. Além disso, os medicamentos são usados especificamente para tratar a síndrome de abstinência de opioide, incluindo substituição de metadona, clonidina, clonidina/naltrexona e buprenorfina. Outros medicamentos que já foram usados para o manejo de sintomas de abstinência incluem hipnótico-sedativos, ansiolíticos, difenidramina, hidroxizina e antidepressivos sedativos.

Tratamento Psicossocial para Transtorno por Uso de Opioides

		TCC	EM	Terapia comportamental	TIP	Terapia familiar	Autoajuda/ 12 passos
Substância psicoativa	Álcool	X	X	X		X	X
	Opioide	X		X		X	X
	Nicotina	X	X	X			
	Estimulante	X		X			X
	THC		X	X			

TCC: terapia cognitivo-comportamental. EM: entrevista motivacional. Terapia comportamental: manejo de contingências, reforço da comunidade, exposição ao estímulo e relaxamento, terapia aversiva. TIP: terapia interpessoal. THC: delta-9-tetra-hidrocanabinol.

TABELA 4.1 Os tratamentos psicossociais são um componente de suma importância no manejo do transtorno por uso de substância. Muitas das mesmas estratégias gerais são usadas para tratar dependência de diferentes substâncias psicoativas. As estratégias específicas comumente usadas no tratamento do transtorno por uso de opioides são destacadas aqui. Essas estratégias são explicadas em mais detalhes no Capítulo 9.

Contextos de Tratamento

	Hospitalização	Clínica ambulatorial/ consultório	Programa de tratamento ambulatorial para opioides	Programa livre de drogas
Overdose	X	–	–	–
Abstinência	Metadona, buprenorfina, naltrexona, clonidina	Buprenorfina*, naltrexona, clonidina	Metadona, buprenorfina	–
Manutenção	–	X	X	X

*Requer autorização da DEA DATA 2000 (EUA).

TABELA 4.2 Os pacientes que são dependentes de opioides e estão prontos para aceitar o tratamento podem ser manejados em diferentes contextos, dependendo de suas preferências e necessidades individuais. É necessária hospitalização para aqueles que tiveram *overdose* e também pode ser útil enquanto os indivíduos estão passando por abstinência (o tratamento requer seguimento ambulatorial).

Também é possível manejar pacientes que estão passando por abstinência em uma clínica ambulatorial ou um consultório. Clínicos de práticas em grupo ou individuais podem oferecer naltrexona ou, se obtém autorização da DEA DATA 2000 (EUA), buprenorfina. Os programas ambulatoriais para tratamento do uso de opioides também são uma opção. Eles oferecem principalmente metadona, embora alguns possam administrar buprenorfina.

Indivíduos que passaram por abstinência podem receber manutenção contínua de medicamento em nível ambulatorial ou podem se associar a um programa livre de drogas, que não oferece agonistas de opioides, mas pode fornecer naltrexona.

Metadona

Metadona

Faixa de dosagem:
Geralmente 40-100 mg/dia

Aprovada para:
Tratamento de desintoxicação de dependentes de opioides
Tratamento de manutenção de dependentes de opioides
Dor moderada a grave não responsiva a analgésicos não narcóticos

Pérolas:
Os pacientes podem experimentar síndrome de abstinência se a metadona for interrompida abruptamente ou administrada com um antagonista ou agonista parcial de opioides; os efeitos colaterais comuns incluem constipação, sudorese e disfunção sexual; reações potenciais graves incluem depressão respiratória e morte por *overdose*; metabolizada primariamente por CYP450 3A4, portanto é essencial monitorar os pacientes iniciando ou terminando um inibidor ou indutor de CYP450 3A4; agentes antirretrovirais podem aumentar a liberação de metadona; usar com cautela se o paciente estiver recebendo um depressivo do sistema nervoso central (SNC), particularmente um benzodiazepínico; usar com cautela em pacientes com insuficiência hepática e naqueles em risco de desenvolver intervalo QT prolongado; categoria de risco C na gravidez; contraindicada em pacientes com depressão respiratória, asma brônquica aguda ou hipercarbia ou íleo paralítico

Metadona (continuação)

FIGURA 4.5 A metadona é um agonista do receptor opioide mu que bloqueia os efeitos dos opioides, ao mesmo tempo suprimindo os sintomas de abstinência. Nos Estados Unidos, está disponível somente por meio dos Programas de Tratamento para Uso de Opioides (OTPs), que são certificados pela Federal Substance Abuse and Mental Health Services Administration (SAMHSA), e registrados pela Drug Enforcement Administration (DEA). É mais eficaz para a supressão do uso por pacientes altamente dependentes e deve ser combinada com abordagens não farmacológicas (aconselhamento individual/em grupo, exame de urina, terapia comportamental).

A metadona é ativa oralmente e pode ser administrada uma vez por dia. O objetivo da dosagem de metadona é suprimir os sintomas específicos de abstinência e fissura do paciente; assim, a dosagem é muito individualizada, mas geralmente se encontra dentro da variação de 40 a 100 mg/dia. Especificamente, 40 a 60 mg/dia costumam ser suficientes para bloquear os sintomas de abstinência de opioides, enquanto em geral são necessárias doses mais elevadas para bloquear a fissura.

A metadona pode ser usada para tratar a síndrome de abstinência de opioides e também como tratamento de manutenção. O tratamento de manutenção com metadona em geral dura 1 a 2 anos, mas pode ser mais longo.

Buprenorfina

Buprenorfina

Faixa de dosagem:
Sublingual: geralmente 8-32 mg/dia
Pode ser administrada com menos frequência que uma vez por dia; dobrar a dose para cada intervalo adicional de 24 horas

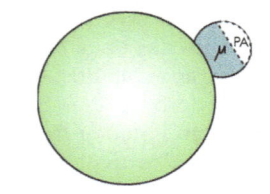

Aprovada para:
Tratamento de manutenção da dependência de opioide

Pérolas:
Os pacientes devem estar em estado de abstinência leve antes de iniciar buprenorfina; nos Estados Unidos, a buprenorfina está disponível por via parenteral ou sublingual; a formulação sublingual pode ser somente buprenorfina ou em combinação com naloxona; a formulação sublingual não deve ser mastigada ou engolida; os pacientes podem experimentar uma síndrome de abstinência leve se a buprenorfina for interrompida abruptamente; os efeitos colaterais comuns incluem hipoestasia oral, glossodínia (sensação de ardência ou queimação da língua), cefaleia e constipação; as reações potencialmente graves incluem depressão respiratória e morte por *overdose* (menos comum do que com metadona); metabolizada por CYP450 3A4, portanto é essencial monitorar os pacientes iniciando ou terminando um inibidor ou indutor de CYP450 3A4; usar com cautela se o paciente estiver recebendo um depressivo do SNC, particularmente um benzodiazepínico; administrar com cautela e em dose mais baixa em pacientes com insuficiência hepática; categoria de risco C na gravidez

FIGURA 4.6 A buprenorfina é um agonista parcial de opioides mu. Tem maior afinidade com o receptor opioide mu do que outros opioides e, assim, causa síndrome de abstinência imediata se não for administrada quando o paciente já estiver em privação. Entretanto, se o paciente já estiver experimentando abstinência, a buprenorfina aliviará esses sintomas. Assim, é necessário que os pacientes estejam em um estado de abstinência leve antes de iniciar esse medicamento.

A buprenorfina é considerada um medicamento "para levar para casa" que geralmente tem menor estigma e melhor adesão do que a metadona. Ela é relativamente conveniente, com dosagem flexível, de fácil descontinuação e baixo potencial de abuso. Pode ser mais adequada para pacientes com dependência física leve a moderada e deve ser combinada com abordagens não farmacológicas. Assim como a metadona, a buprenorfina pode ser usada para tratar abstinência de opioides (ver Fig. 4.8) e como tratamento de manutenção. O tratamento de manutenção geralmente dura pelo menos seis meses e pode continuar por dois anos ou mais.

Buprenorfina/Naloxona
Estágios do Tratamento

Estágio	Dosagem típica	Consultas	Objetivo
Início (7 dias)	Após atingir estado de abstinência leve: Dia 1: 8 mg B/2 mg N Dia 2: acrescentar 4 mg/1 mg até 16 mg/4 mg Dias 3-7: aumentar em unidades de 4 mg/1 mg até cessarem os sintomas de abstinência; máximo de 32 mg/8 mg	Pelo menos 2 horas de observação com dose inicial, depois 1-2 consultas na primeira semana	Atingir a dose mínima que elimina sintomas de abstinência e uso indevido de opioides
Estabilização (até 2 meses)	Faixa geral de 8 mg/2 mg até 24 mg/6 mg	1/semana	Eliminar sintomas de abstinência, efeitos colaterais e uso indevido de drogas
Manutenção (com base nas necessidades do paciente)	Dose conforme determinado durante a estabilização	Quinzenal ou mensalmente	Abordar mudanças no estilo de vida e necessidades sociais e psicológicas; se desejado, planejar abstinência supervisionada medicamente

B: buprenorfina. N: naloxona.

TABELA 4.3 A buprenorfina é comumente combinada com naloxona (sublingual) para reduzir seus efeitos adversos e abuso intravenoso. Isto é, a naloxona é um antagonista dos receptores opioides mu que pode bloquear os efeitos dos agonistas/agonistas parciais de opioides mu, incluindo a buprenorfina. Entretanto, como a naloxona tem pouca biodisponibilidade sublingual, ela não interfere nos efeitos da buprenorfina quando usada apropriadamente. A naloxona não apresenta boa biodisponibilidade parenteral; assim, caso se tente triturar o comprimido e administrá-lo por via intravenosa, a naloxona impedirá os efeitos de recompensa da buprenorfina. O programa de dosagem e tratamento para buprenorfina/naloxona é apresentado aqui.

Naltrexona

Naltrexona

Faixa de dosagem:
Oral: 50 mg/dia ou 100 mg às segundas e às quartas e 150 mg às sextas
Injeção: 380 mg a cada 4 semanas

Aprovada para:
Prevenção de recaída de dependência de opioides

Pérolas:
Os pacientes devem estar completamente abstinentes de opioides por cinco dias (opioides de curta duração) e sete dias (opioides de longa duração) antes de iniciar a naltrexona; os efeitos colaterais comuns incluem disforia, ansiedade, desconforto gastrintestinal e reações no local (injeção); as reações potenciais graves incluem pneumonia eosinófila e lesão hepatocelular (em doses excessivas) e reações graves no local (injeção); categoria de risco C na gravidez; contraindicada em pacientes com hepatite aguda e insuficiência hepática

Não usar se o paciente estiver tomando analgésicos opioides, for atualmente dependente de opioides ou estiver em abstinência aguda de opioide, tiver fracassado no desafio de naloxona ou apresentar triagem urinária positiva para opioides

FIGURA 4.7 A naltrexona é um antagonista do opioide mu que se liga fortemente aos receptores de opioides, bloqueando os agonistas de opioides que tentam se ligar ali (bloqueando, assim, seus efeitos prazerosos) sem produzir um efeito psicoativo ou prazeroso. A naltrexona, portanto, não tem potencial de abuso.

Como a naltrexona impede os agonistas de opioides de se ligarem aos receptores de opioides, ela pode precipitar uma síndrome de abstinência imediata e, assim, não deve ser dada a pacientes que são ativamente dependentes de opioides. Em vez disso, antes de iniciar a naltrexona, os pacientes devem estar completamente abstinentes por cinco dias (opioides de curta duração) e sete dias (opioides de longa duração).

O uso de naltrexona requer uma dose de teste intramuscular (IM) de 0,8 mg para assegurar que o paciente não esteja mais dependente de opioides antes de iniciar o tratamento. Após descontinuar a naltrexona, ocorre uma sensibilidade crescente aos efeitos de opioides; assim, existe um risco de que *overdose* resulte em depressão respiratória.

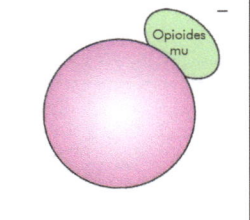

Tratamento da Abstinência de Opioide

Metadona
Faixa de dosagem: Hospitalar: comumente 40-60 mg/dia Ambulatorial: comumente mais elevada que no tratamento hospitalar **Alívio dos sintomas:** Fisiológico e psicológico **Pérolas:** Em contextos hospitalares, a desintoxicação em geral pode ser atingida em 7 dias para opioides de curta duração; depois de alcançada a dose de estabilização, a metadona pode ser reduzida; reduções lentas estão associadas a melhores resultados; muitos pacientes toleram redução de 20-30 mg/dia sem sofrimento

Buprenorfina
Faixa de dosagem: Hospitalar: 8 mg/dia Ambulatorial: 8-32 mg/dia **Alívio dos sintomas:** Fisiológico e psicológico **Pérolas:** Pode ser mais bem aceita e é mais eficaz do que a clonidina; depois de atingida a dose de estabilização, a buprenorfina pode ser reduzida em 2 mg durante vários dias (mais tempo em contextos ambulatoriais); são observados sintomas mínimos de abstinência durante a redução; é preferível a combinação de buprenorfina/naloxona em contextos ambulatoriais

Clonidina Catapres
Faixa de dosagem: 0,1 mg 3 vezes ao dia (pode ser mais alta em contexto hospitalar) **Alívio dos sintomas:** Noradrenérgico (vômitos, diarreia, cólicas e sudorese) **Pérolas:** Agente anti-hipertensivo alfa 2 adrenérgico de ação central; usada para suprimir sintomas de abstinência quando um opioide é interrompido abruptamente; não reduz sintomas como insônia, aflição e fissura pela droga; a desintoxicação em geral pode ser atingida em 4-6 dias para opioides de curta duração; não produz tolerância ou dependência semelhante a opioides; pode causar hipotensão; a dose seguinte deve ser suspensa se a pressão arterial estiver abaixo de 90/60 mmHg; pacientes ambulatoriais não devem receber suprimento para mais de 3 dias; contraindicada em pacientes com distúrbios cardíacos ou hipotensão moderada a grave

Clonidina-Naltrexona
Pérolas: Sintomas de abstinência são precipitados pela naltrexona e suprimidos pela clonidina; requer monitoramento do paciente por 8 horas no primeiro dia (devido à gravidade potencial de abstinência induzida pela naltrexona e aos efeitos potenciais da clonidina na pressão arterial

Tratamento da Abstinência de Opioide (continuação)

FIGURA 4.8 A abstinência de opioides pode incluir sintomas de irritabilidade, ansiedade, calafrios, náusea, diarreia, sudorese, espirros, fraqueza óssea e muscular e insônia. Esses sintomas não ameaçam a vida, mas podem ser graves e extremamente desgastantes.

Pode ser realizado em um ambiente de internação voltado para a abstinência e com supervisão médica, em uma unidade de desintoxicação hospitalar ou em um programa ambulatorial de desintoxicação. Existem quatro métodos farmacológicos principais para o manejo da abstinência de opioides: substituições por metadona, clonidina, buprenorfina e clonidina/naltrexona. Além disso, pacientes que estão sendo tratados com naltrexona para dependência de opioide podem receber doses repetidas de naloxona com clonidina para encurtar a abstinência durante a transição entre o término do opioide e o início da naltrexona.

Outros medicamentos também podem ser usados para o manejo dos sintomas durante a abstinência de opioides, incluindo benzodiazepínicos, hipnótico-sedativos não benzodiazepínicos, anti-histaminas e antidepressivos sedativos para insônia; benzodiazepínicos para ansiedade; antieméticos para náusea e vômitos; anti-inflamatórios não esteroides (AINEs) para cãibras musculares; e antiespasmódicos para cólicas gastrintestinais. Existe certa controvérsia quanto ao uso de benzodiazepínicos durante a abstinência de opioides devido a seu potencial de abuso. Se forem usados, deverá ser por um curto período de tempo (1 a 2 semanas).

Capítulo 5

Nicotina

O tabagismo é uma das principais causas de morte evitável no mundo. Estima-se que cerca de 20% da população em geral nos Estados Unidos fuma. As taxas são ainda mais altas naqueles com doenças clínicas gerais ou psiquiátricas; 30% dos indivíduos que consultam um médico regularmente fumam, e 40 a 50% daqueles que consultam um profissional de saúde mental fumam. No entanto, apenas cerca de 10% dos fumantes relatam o oferecimento de intervenção proativamente por clínicos.

Este capítulo examina os efeitos neurobiológicos da nicotina, além das estratégias de manejo para pacientes com dependência dessa substância, desde a triagem e o diagnóstico até a escolha do tratamento e monitoramento.

Ações da Nicotina na ATV

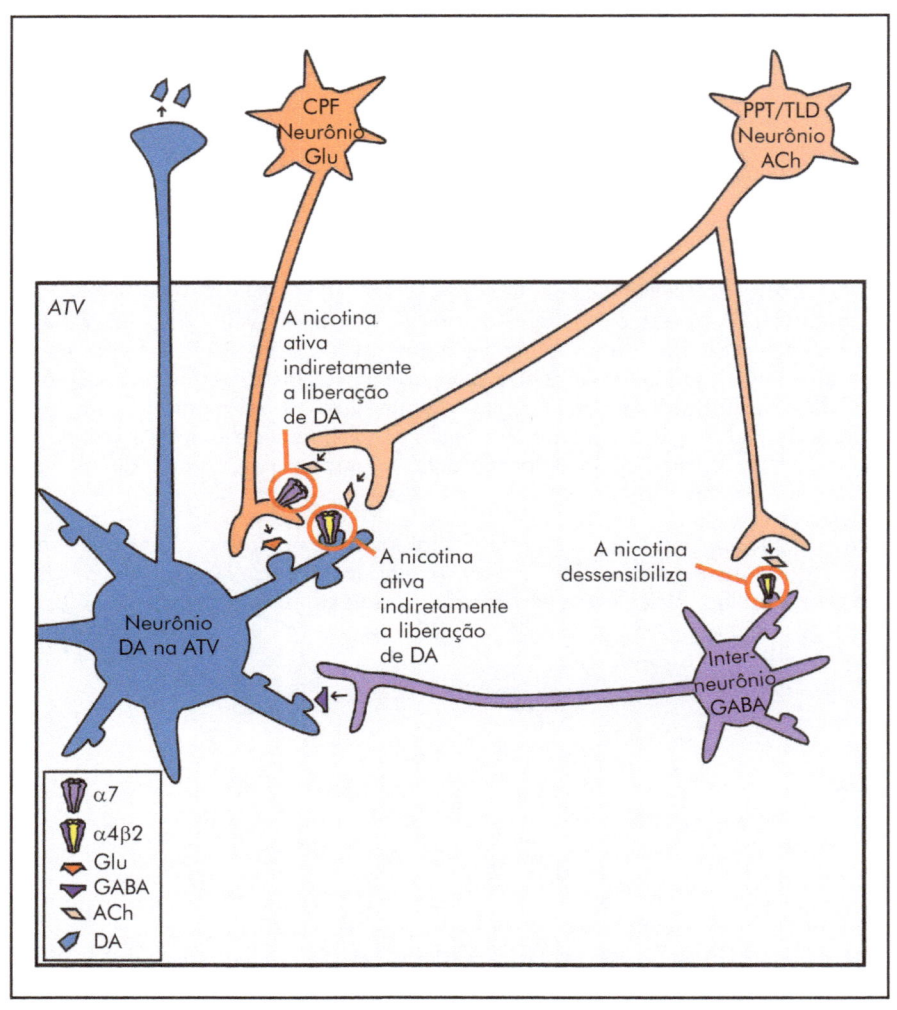

ATV: área tegmentar ventral. CPF: córtex pré-frontal. PPT/TLD: pedunculopontina e núcleo tegmentar laterodorsal. ACh: acetilcolina. DA: dopamina. GABA: ácido gama-aminobutírico.

Ações da Nicotina na ATV (continuação)

FIGURA 5.1 A nicotina age diretamente nos receptores colinérgicos nicotínicos na ATV. Existem dois tipos de receptores nicotínicos mais conhecidos que sabidamente estão presentes no cérebro: o subtipo alfa 4 beta 2 e o subtipo alfa 7.

A nicotina ativa diretamente a liberação de dopamina (DA) no *nucleus accumbens*, ligando-se aos receptores pós-sinápticos nicotínicos alfa 4 beta 3 nos neurônios dopaminérgicos na ATV. Além disso, a nicotina se liga aos receptores nicotínicos pré-sinápticos alfa 7 nos neurônios glutamatérgicos na ATV, o que, por sua vez, leva à liberação da DA no *nucleus accumbens*. A nicotina também parece dessensibilizar os receptores pós-sinápticos alfa 4 beta 2 nos interneurônios GABA na ATV; a redução da neurotransmissão GABAérgica desinibe os neurônios dopaminérgicos mesolímbicos, sendo, assim, um terceiro mecanismo para estimular a liberação da DA no *nucleus accumbens*.

Reforço e os Receptores Nicotínicos Alfa 4 Beta 2

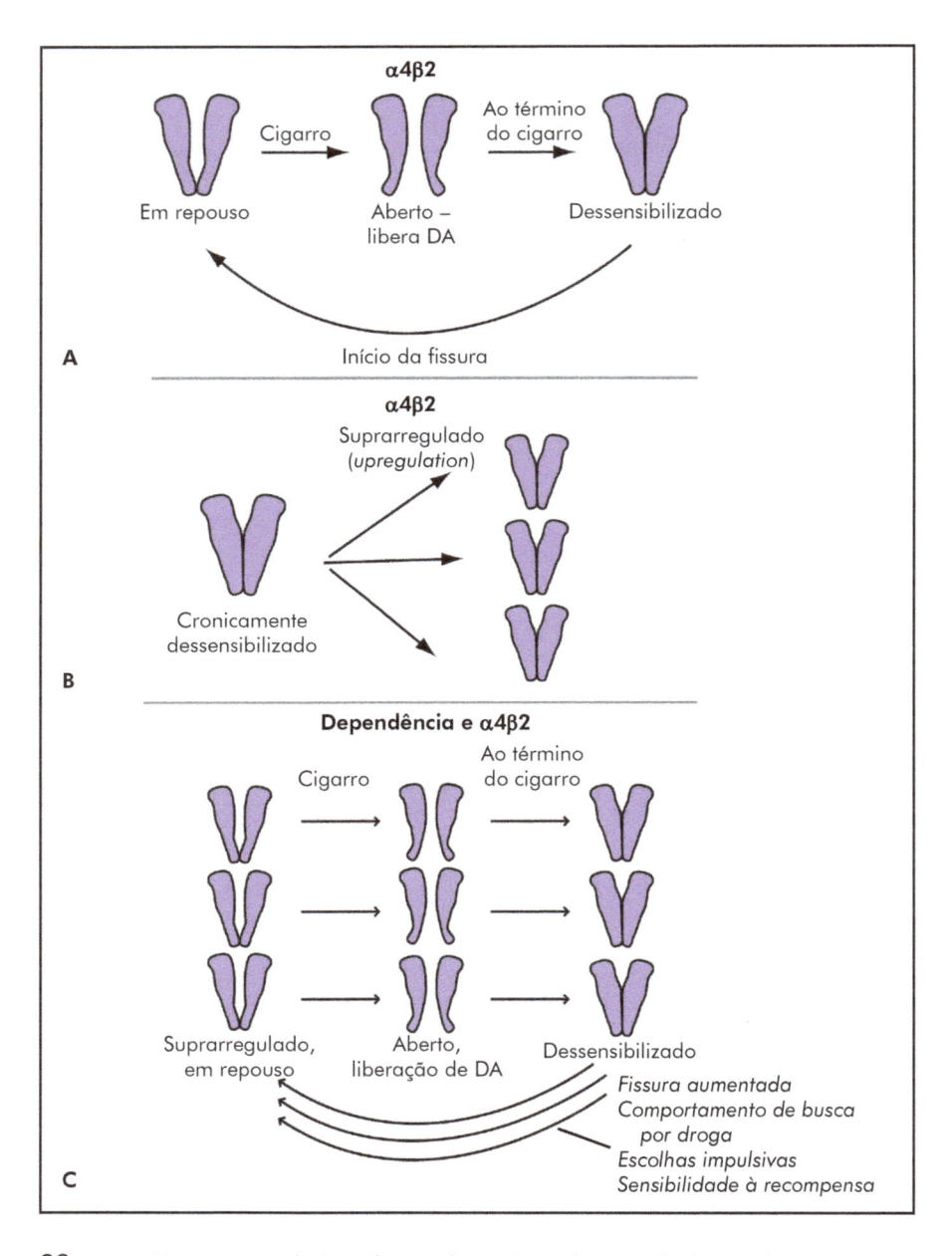

A

α4β2

Em repouso → Cigarro → Aberto – libera DA → Ao término do cigarro → Dessensibilizado

Início da fissura

B

α4β2

Cronicamente dessensibilizado → Suprarregulado (*upregulation*)

C

Dependência e α4β2

Suprarregulado, em repouso → Cigarro → Aberto, liberação de DA → Ao término do cigarro → Dessensibilizado

Fissura aumentada
Comportamento de busca por droga
Escolhas impulsivas
Sensibilidade à recompensa

— Transtornos relacionados a substâncias e do controle de impulsos —

Reforço e os Receptores Nicotínicos Alfa 4 Beta 2 (continuação)

FIGURA 5.2 Os receptores nicotínicos alfa 4 beta 2 nos neurônios dopaminérgicos na ATV são considerados alvos primários das propriedades reforçadoras da nicotina. Esses receptores se adaptam à distribuição pulsátil intermitente crônica de nicotina de uma maneira que leva à dependência.

(A) No estado de repouso, os receptores nicotínicos alfa 4 beta 2 estão fechados (esquerda). A administração de nicotina, como no ato de fumar um cigarro, faz o receptor se abrir, o que, por sua vez, leva à liberação de dopamina (meio). A estimulação de longa duração desses receptores promove sua dessensibilização, de forma que eles temporariamente não conseguem reagir à nicotina (ou à acetilcolina); isso ocorre aproximadamente na mesma quantidade de tempo que leva para terminar um cigarro (direita).

(B) Com a dessensibilização crônica, os receptores nicotínicos alfa 4 beta 2 suprarregulam (*upregulation*) para compensar.

(C) No entanto, se o indivíduo continua fumando, a administração repetida de nicotina continua a produzir dessensibilização de todos esses receptores alfa 4 beta 2, e, assim, a suprarregulação torna-se prejudicial: aumenta ainda mais a fissura – quando os receptores se sensibilizam ainda mais em seu estado de repouso –, acentua a impulsividade, o comportamento de busca e a sensibilidade por uma nova dose de nicotina, resultando, assim, em dependência.

Consequências do Uso de Nicotina
Uma Função do Sistema de Distribuição

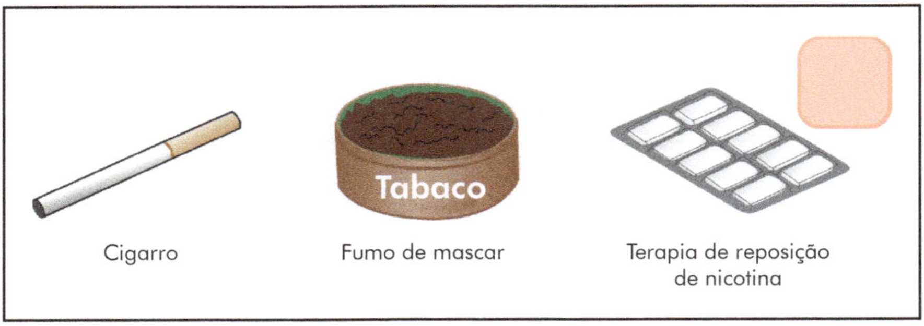

Cigarro   Fumo de mascar   Terapia de reposição de nicotina

FIGURA 5.3 As consequências negativas da nicotina para a saúde variam com base no método de ingestão. Conforme mostrado na Figura 2.3, o modo de distribuição tem um impacto no potencial de uma SPA causar dependência; no caso da nicotina, sua inalação via cigarros é o método mais relacionado a esse fenômeno. Infelizmente, os efeitos negativos do consumo de nicotina para a saúde também são os maiores no cigarro: embora o fumo de mascar e o rapé distribuam níveis mais elevados de nicotina para o sangue do que os cigarros, eles aumentam apenas modestamente o risco de doença cardiovascular ou câncer em comparação com os cigarros, que causam um aumento substancial de câncer de pulmão, cardiopatologia e doença pulmonar obstrutiva crônica. A terapia de reposição de nicotina tem efeitos cardiovasculares mínimos e nenhum efeito prejudicial aparente na função pulmonar ou risco de câncer.

Intervenção Breve para Cessação do Tabagismo

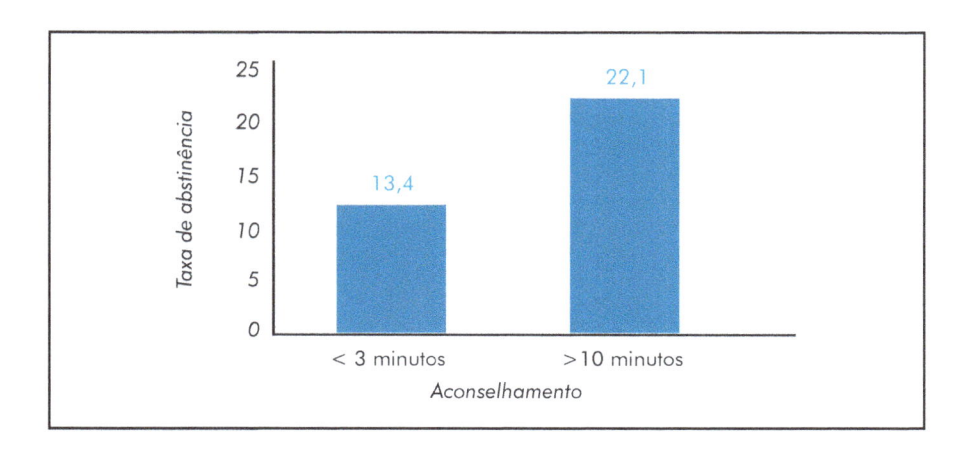

FIGURA 5.4 Embora cerca de 70% dos fumantes expressem um desejo de parar de fumar, apenas 2,5% têm sucesso a cada ano. Os indivíduos que recebem assistência de um profissional da saúde dobram a probabilidade de deixar de fumar do que aqueles sem assistência. Até mesmo simplesmente perguntar aos pacientes sobre sua disposição em deixar de fumar pode aumentar a probabilidade de sucesso na cessação, e dados demonstram que o aconselhamento breve (3 minutos ou menos) aumenta significativamente as chances de abstinência prolongada. Uma sessão de aconselhamento mais longa (10 minutos ou mais) dobra as chances na comparação com aconselhamento mínimo.

Todos os pacientes devem ser questionados sobre o uso de tabaco, e todos aqueles que usam tabaco devem ser aconselhados a abandoná-lo. Isso envolve a avaliação da prontidão de cada paciente para abandonar e, se estiver pronto para fazer uma tentativa, auxiliá-lo com aconselhamento e farmacoterapia, além de organizar apoio para o acompanhamento. Esses passos são denominados os 5 As (*ask* – perguntar, *advise* – aconselhar, *assess* – avaliar, *assist* – assistir, *arrange* – organizar).

Lembre aos pacientes que não estão prontos para parar de fumar que você está disponível para ajudá-los quando estiverem prontos e não deixe de perguntar a respeito nas consultas posteriores.

Estratégia de Manejo para Cessação do Tabagismo

1
Parabenizar
Definir uma data para parar de fumar (em 2-6 semanas)
Discutir as opções medicamentosas
Identificar estratégias para aumentar o sucesso
Marcar consulta para 1-2 semanas antes da data de parar de fumar

2
Consulta pré-cessação:
Reforçar a decisão de parar de fumar e a necessidade de abstinência
Discutir a interação com um conselheiro em dependência de nicotina, quando aplicável
Prescrever medicamento, discutindo os efeitos colaterais e a importância da adesão
Agendar consulta de acompanhamento para 1-2 semanas após a data de parar de fumar (pode ser por telefone)

3
Consulta de acompanhamento:
Ouvir com atenção os desafios e possíveis lapsos
Reforçar a decisão de parar de fumar e a necessidade de abstinência
Encorajar a adesão
Adequar a duração do tratamento à fissura/aos efeitos colaterais

FIGURA 5.5 Para pacientes que estão prontos para parar de fumar, deve ser estabelecida uma data para algum momento nas semanas seguintes. Além de discutir as opções farmacológicas, deve-se trabalhar com o paciente para identificar estratégias que possam aumentar o sucesso, por exemplo, como evitar certos gatilhos. Se o paciente tiver tentativas prévias de parar de fumar, discutir o que foi e não foi útil anteriormente. Deve ser agendada outra consulta para 1 a 2 semanas antes da data de parar de fumar, em cujo ponto deve ser prescrito um medicamento com explicação integral de seus efeitos colaterais e diretrizes para uso, assim como a importância da adesão.

As consultas de acompanhamento devem ser agendadas para duas semanas após a data de parar de fumar e depois mensalmente por alguns meses (consulta telefônica é suficiente). A duração do tratamento pode ser determinada com base no progresso do paciente nesse período de tempo. A dependência de nicotina é muito difícil de ser superada, e a maioria dos pacientes tentará parar de fumar muitas vezes antes de obter sucesso.

Tratamento Farmacológico para Parar de Fumar

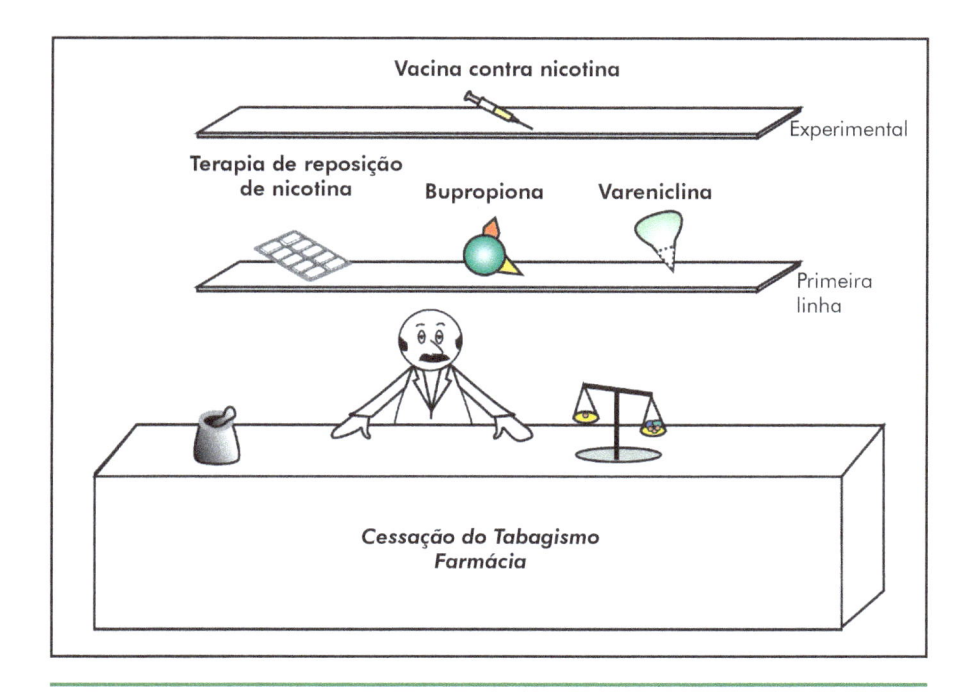

FIGURA 5.6 Nos Estados Unidos, o Surgeon General recomenda que cada paciente que tenta parar de fumar receba um tratamento farmacológico. As opções incluem várias formulações para terapia de reposição de nicotina, bupropiona e vareniclina. Esses tratamentos também podem ser combinados entre si. Embora com poucos estudos, existem algumas evidências de maior eficácia de vareniclina mais bupropiona, comparada ao tratamento isolado com cada uma. Também existem dados sugerindo os benefícios da terapia de reposição de nicotina combinada com outro agente, incluindo uma pesquisa em que a combinação de duas formulações diferentes de reposição de nicotina (i.e., o adesivo e a pastilha) resultou em taxas mais elevadas de abstinência (em relação ao placebo) do que as outras quatro monoterapias estudadas. Em outro estudo, a combinação de adesivo de nicotina, inalador de nicotina e bupropiona resultou em taxas mais elevadas de abstinência do que o tratamento somente com o adesivo.

Atualmente, o agente mais promissor para a cessação do tabagismo – ainda em investigação – é a vacina antinicotina, que está sendo estudada em ensaios clínicos de Fase III.

Tratamento Psicossocial para Dependência de Nicotina

		TCC	EM	Terapia comportamental	TIP	Terapia familiar	Autoajuda/ 12 passos
Substância psicoativa	Álcool	X	X	X		X	X
	Opioide	X		X		X	X
	Nicotina	X	X	X			
	Estimulante	X		X			X
	THC		X	X			

TCC: terapia cognitivo-comportamental. EM: entrevista motivacional. Terapia comportamental: manejo de contingências, reforço da comunidade, exposição ao estímulo e relaxamento, terapia aversiva. TIP: terapia interpessoal. THC: delta-9-tetra-hidrocanabinol.

TABELA 5.1 Estratégias psicossociais podem ser usadas como adjuvantes para apoiar esforços de parar de fumar, que incluem a entrevista motivacional, as terapias comportamentais e a terapia cognitivo-comportamental. Esses métodos também são usados por indivíduos com outros transtornos relacionados ao uso de substância e são descritos em mais detalhes no Capítulo 9. O apoio social também é uma parte extremamente importante do tratamento para parar de fumar.

Os recursos adicionais para os pacientes incluem linhas telefônicas e centros locais para cessação do tabagismo. Nos Estados Unidos, o 1-800-QUIT-NOW é uma linha de chamada gratuita criada pelo Department of Health and Human Services (DHHS), para a qual os interessados podem telefonar e receber orientações de conselheiros treinados em cessação de tabagismo; tais profissionais realizam uma entrevista completa e ajudam o fumante no desenvolvimento de uma estratágia de parar de fumar. Os centros locais e programas de cessação oferecem aconselhamento e educação para parar de fumar e são disponibilizados em grandes hospitais e também por meio de capítulos da American Cancer Society, da American Heart Association e da American Lung Association. O custo e a duração dos programas oferecidos podem variar.

Terapia de Reposição de Nicotina (TRN)

Spray nasal   Goma de mascar   Pastilhas

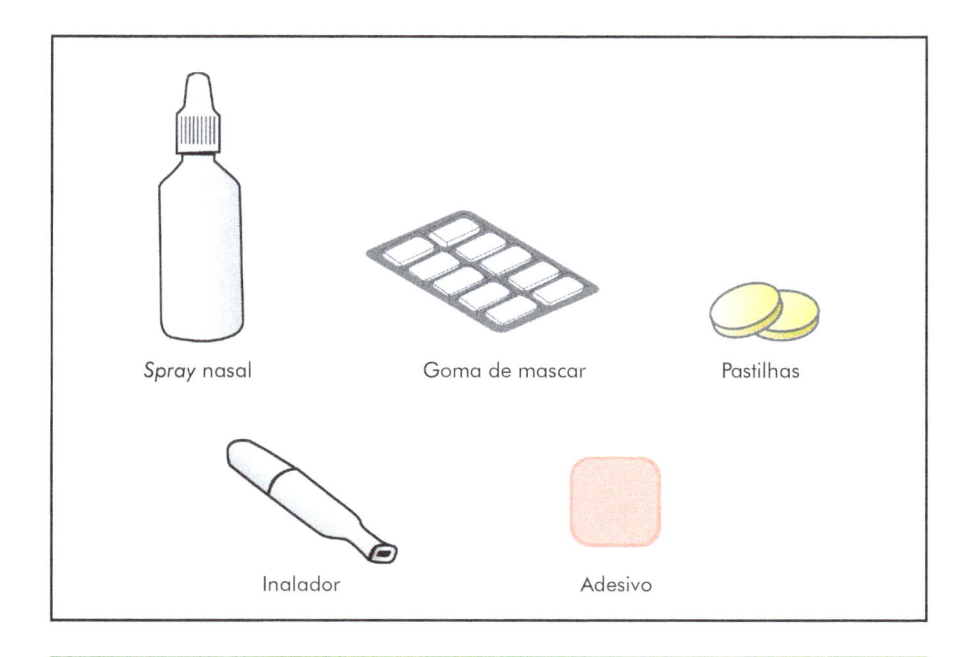

Inalador   Adesivo

FIGURA 5.7 Há cinco formulações principais disponíveis para terapia de reposição de nicotina (TRN): goma de mascar, adesivo, *spray* nasal, inalador e pastilhas. Os indivíduos devem parar de fumar antes de iniciar qualquer TRN. A TRN deve ser usada com cautela em indivíduos com doença cardiovascular e evitada em pacientes com doença arterial coronariana instável.

Para mulheres grávidas que fumam pesadamente e estão motivadas a deixar de fumar, mas não tiveram sucesso usando métodos não farmacológicos, os riscos da continuidade do tabagismo podem superar os riscos de usar TRN; no entanto, outras opções de tratamento estão disponíveis e devem ser consideradas primeiro.

Goma de Nicotina

Goma de nicotina

Faixa de dosagem:
9-12 unidades por dia (2 mg ou 4 mg por unidade)

Duração do tratamento:
Em geral, 6 semanas, depois reduzir, embora um período mais longo de tratamento possa ser benéfico

Vantagens:
Dosagem flexível

Desvantagens:
Requer dosagem frequente; sem comida/bebida 15 minutos antes de mascar; usar com cautela em pacientes com problemas dentários ou com síndrome dolorosa da articulação temporomandibular

FIGURA 5.8 A goma de nicotina está disponível com venda livre em cartelas de 2 mg (para aqueles que fumam menos de 25 cigarros por dia) ou 4 mg (para aqueles que fumam 25 ou mais cigarros por dia). O pico de absorção da nicotina ocorre após aproximadamente 30 minutos com a goma, a qual deve ser mascada até que ocorra uma sensação de formigamento, depois da qual ela deve ficar "estacionada" entre a bochecha e a gengiva. Comida e bebida (bebidas ácidas, em particular) não devem ser consumidas 15 minutos antes do uso. Uma goma é em geral mastigada a cada 1 a 2 horas do tempo em vigília durante as seis primeiras semanas, após as quais a frequência pode ser diminuída. Não mais de 30 unidades da dose de 2 mg ou 20 unidades da dose de 4 mg devem ser mascadas em um único dia. Os efeitos adversos incluem dor no maxilar, dor de garganta, salivação excessiva, bolhas na boca, náusea e indigestão. Além disso, a saliva não deve ser engolida, pois pode causar azia e irritação gastrintestinal. Aproximadamente 10% dos indivíduos que usam a goma desenvolvem dependência.

Adesivo de Nicotina

Adesivo de nicotina

Faixa de dosagem:
1 adesivo por dia (adesivo de 7, 15 ou 21 mg por 24 horas; adesivo de 5, 10 ou 15 mg por 16 horas)

Duração do tratamento:
Em geral 6 semanas, depois reduzir, embora um tratamento mais longo possa ser benéfico

Vantagens:
Dosagem de uma vez por dia; o uso noturno pode controlar a fissura matinal

Desvantagens:
Dosagem não flexível; pode causar problemas de sono se usado à noite

FIGURA 5.9 O adesivo transdérmico de nicotina está disponível em várias formulações, as quais podem ser obtidas sem receita. O adesivo é administrado uma vez por dia; nos Estados Unidos, está disponível com duração de 16 horas e 24 horas; o local onde o adesivo é colocado deve ser alternado. O adesivo de 16 horas causa menos perturbações do sono, enquanto o adesivo de 24 horas proporciona maior controle da fissura no começo da manhã. As concentrações plasmáticas diárias de nicotina atingem seu pico após 4 a 8 horas, e a concentração em estado de equilíbrio é atingida após 2 a 3 dias de uso. As doses disponíveis são 7 mg, 14 mg e 21 mg (liberação por 24 horas) e 5 mg, 10 mg e 15 mg (liberação por 16 horas). As doses mais baixas podem ser usadas em abordagem decrescente ou em pacientes que são fumantes leves; os fumantes pesados devem receber dose de 21 mg. Os efeitos adversos mais comuns são reações no local; pode ser prescrito um creme esteroide de potência média para aliviar a irritação cutânea. O risco de dependência com o adesivo transdérmico é menor do que com a goma de nicotina. O adesivo de nicotina é a TRN mais barata.

Spray Nasal de Nicotina

Spray nasal de nicotina

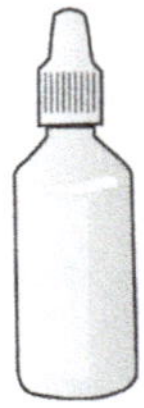

Faixa de dosagem:
1-2 vezes por hora em vigília (0,5 mg por dose)

Duração do tratamento:
Em geral 3-6 meses, depois reduzir, embora um tratamento mais longo possa ser benéfico

Vantagens:
Dosagem flexível

Desvantagens:
Requer dosagem frequente; apresenta risco mais alto de dependência fisiológica de todas as TRNs

FIGURA 5.10 Nos Estados Unidos, o *spray* nasal de nicotina só está disponível com prescrição. Ele é dosado uma ou duas vezes por hora em vigília durante 3 a 6 meses. Uma dose única consiste em 1 a 2 borrifos em cada narina e fornece aproximadamente 0,5 mg de nicotina. Não devem ser usadas mais de 10 borrifadas por hora e 80 borrifadas por dia. Os efeitos adversos incluem irritação nasal, coriza, espirros, irritação na garganta, tosse e olhos lacrimejantes. O *spray* nasal tem a liberação mais rápida de nicotina de todas TRNs; portanto, implica risco mais alto de dependência.

Inalador de Nicotina

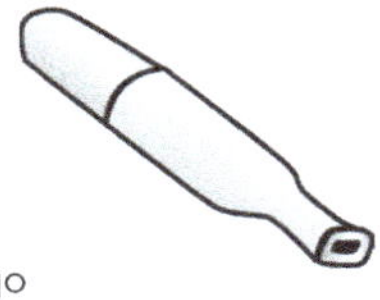

Inalador de nicotina

Faixa de dosagem:
6-16 cartuchos por dia (4 mg por dose)

Duração do tratamento:
Em geral 3 meses, depois reduzir, embora um tratamento mais longo possa ser benéfico

Vantagens:
Dosagem flexível; simula o gesto da mão que vai à boca ao fumar

Desvantagens:
Requer dosagem frequente

FIGURA 5.11 Assim como o *spray* nasal de nicotina, nos Estados Unidos, o inalador só está disponível com prescrição. O inalador consiste em um cartucho preso a um bocal, com cada cartucho fornecendo uma dose de 4 mg de nicotina. Os pacientes em geral usam 6 a 16 cartuchos por dia durante três meses, após os quais a dose pode ser reduzida durante outros seis meses. Embora administrada com um inalador, a nicotina é, na verdade, absorvida na boca em vez de nos pulmões; assim, a liberação para o cérebro é mais lenta do que com o *spray* nasal, resultando em um risco mais baixo de dependência. Os efeitos adversos incluem irritação na boca, tosse, cefaleia, náusea e broncoespasmo. Os benefícios do inalador de nicotina incluem o fato de que ele simula o movimento da mão até a boca ao fumar e os poucos efeitos adversos, como irritação leve da garganta e tosse.

Pastilha Oral de Nicotina

Pastilha de nicotina

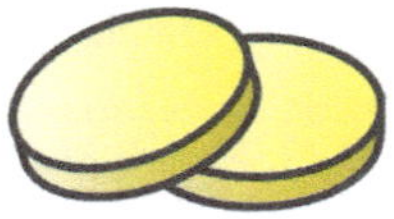

Faixa de dosagem:
9 pastilhas por dia (2 ou 4 mg por dose)

Duração do tratamento:
Em geral 6 semanas, depois reduzir, embora um tratamento mais longo possa ser benéfico

Vantagens:
Dosagem flexível

Desvantagens:
Requer dosagem frequente; sem comida/bebida 15 minutos antes do uso

FIGURA 5.12 A pastilha de nicotina está disponível em doses de 2 mg e 4 mg e é em geral dosada como nove pastilhas por dia. Os indivíduos que geralmente fumam até 30 minutos após acordar devem usar a dose de 4 mg. A pastilha deve ser colocada na boca, sendo ali deixada para dissolver, o que leva aproximadamente 20 a 30 minutos. Em comparação com a goma de nicotina, a pastilha libera aproximadamente 25% mais nicotina por dose. Assim como é feito com a goma, nenhum alimento ou bebida dever ser consumido 15 minutos antes do uso. Os efeitos adversos incluem irritação da mucosa bucal, dispepsia, náusea e cefaleia.

Bupropiona

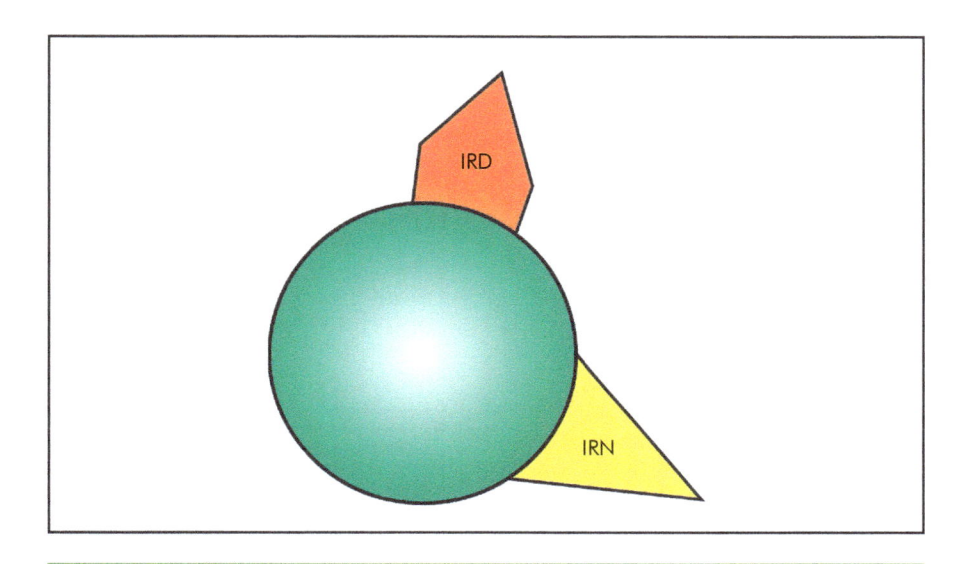

FIGURA 5.13 A bupropiona é um inibidor da recaptação de norepinefrina (IRN) e dopamina (IRD) que pode aliviar a fissura durante a cessação do tabagismo. Quando um indivíduo fuma cronicamente, a ingestão regular de nicotina leva à liberação da dopamina no *nucleus accumbens*; assim, durante a cessação do tabagismo, ocorre um déficit de dopamina, o que contribui para a fissura e para o que alguns chamam de *nicotine fit*. Bloqueando a recaptação de dopamina diretamente no *nucleus accumbens*, a bupropiona é capaz de aumentar a disponibilidade do neurotransmissor. Embora não tão poderosa quanto a nicotina, ela ameniza e pode tornar a abstinência mais tolerável.

Bupropiona:
Dados e Pérolas

Dosagem e uso

Formulação:
Comprimido de liberação sustentada: 150 mg e 300 mg

Dosagem para cessação do tabagismo (liberação sustentada):
Inicial 150 mg/dia, após 3 dias aumentar para 300 mg/dia em 2 doses

Aprovada para:
Dependência de nicotina (SR); transtorno depressivo maior; transtornos afetivos de natureza sazonal (XL)

Efeitos colaterais e segurança

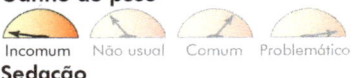

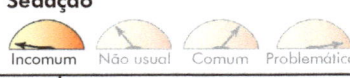

Ganho de peso
Incomum | Não usual | Comum | Problemático

Sedação
Incomum | Não usual | Comum | Problemático

Raros: ideação e comportamento suicida, hipomania, crises convulsivas

Não usar se o paciente tiver histórico de crises convulsivas, for anoréxico ou bulímico, estiver descontinuando abruptamente álcool ou sedativos, tiver sofrido um traumatismo craniano, apresentar tumor no sistema nervoso, estiver tomando um IMAO ou tioridazina ou alguma outra formulação de bupropiona

Pérolas

Deve ser iniciada 2 semanas antes de parar de fumar; pode ser usada com a TRN; não quebrar ou mastigar os comprimidos SR ou XL, pois isso altera suas propriedades de liberação controlada; usar com cautela com outros agentes que aumentam o risco de crises convulsivas; se ocorrer insônia, não dar a segunda dose depois do meio da tarde

Populações especiais

Segurança e eficácia não foram estabelecidas; pode ser usada para cessação do tabagismo em adolescentes

Categorias de risco C na gravidez (alguns estudos com animais apresentam efeitos adversos; sem estudos controlados em humanos)

Dados disponíveis limitados em pacientes com insuficiência cardíaca; evidências de elevação na pressão arterial na posição supina

A concentração do medicamento pode ser aumentada em insuficiência renal; dose inicial mais baixa e talvez fornecer com menos frequência

Dose inicial mais baixa e talvez fornecer com menos frequência

FIGURA 5.14 Dosagem e informações de segurança para bupropiona.

Vareniclina

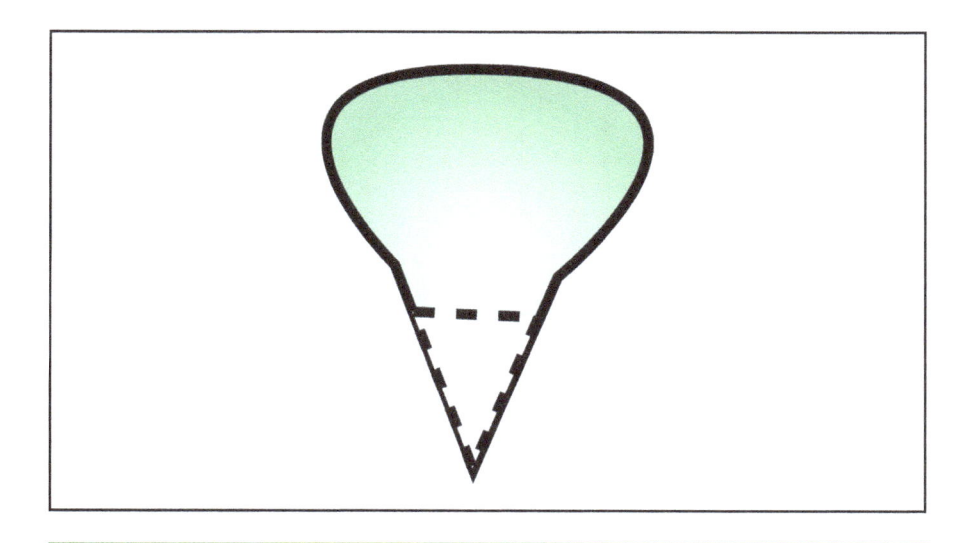

FIGURA 5.15 A vareniclina é um agonista parcial do receptor nicotínico alfa 4 beta 2. Assim como outras opções para cessação do tabagismo, a vareniclina tem o potencial de reduzir os sintomas de abstinência na ausência do comportamento de fumar fornecendo neurotransmissão induzida pela droga. Contudo, ao contrário de outros tratamentos para cessação do tabagismo, a vareniclina também pode impedir a recompensa "dopaminérgica" que normalmente ocorre no caso de um paciente fumar. Isso se dá porque a vareniclina se liga aos mesmos receptores que a nicotina, de forma que ela também pode competir com a substância pelos receptores e, assim, reduzir os efeitos da droga.

Vareniclina
Dados e Pérolas

Dosagem e uso

Dosagem e uso
Formulação:
Comprimidos: 0,5 mg, 1 mg
Dosagem: inicial 0,5 mg/dia; após 3 dias aumentar para 1 mg/dia em duas tomadas; após mais 4 dias aumentar para 2 mg/dia em 2 tomadas
Aprovada para:
Dependência de nicotina

Efeitos colaterais e segurança:

Ganho de peso
Incomum — Não usual — Comum — Problemático

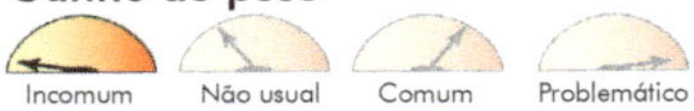

Sedação
Incomum — Não usual — Comum — Problemático

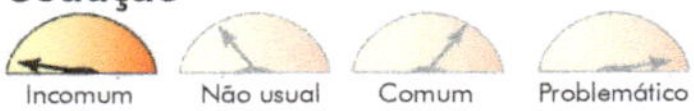

Raros: ideação e comportamento suicida, agitação, humor depressivo

Contraindicada na presença de alergia ao medicamento

Pérolas

Deve ser iniciada 1 semana antes de parar de fumar; deve ser tomada após as refeições e com um copo de água cheio; reduz os efeitos da abstinência e os efeitos reforçadores da nicotina; deve ser utilizada ao fumar porque bloqueia os mesmos receptores que a nicotina; os efeitos colaterais podem ser potencializados se for tomada com TRN

Populações especiais

Segurança e eficácia não foram estabelecidas

Categoria de risco C na gravidez (alguns estudos com animais apresentam efeitos adversos; sem estudos controlados em humanos)

Dados disponíveis limitados sobre pacientes com insuficiência cardíaca

Para insuficiência renal grave, a dose máxima recomendada é 0,5 mg duas vezes ao dia; para pacientes com doença renal em fase terminal passando por hemodiálise, a dose máxima recomendada é 0,5 mg uma vez por dia; removida por hemodiálise

O ajuste da dose geralmente não é necessário para pacientes com insuficiência hepática

FIGURA 5.16 Dosagem e informações de segurança para vareniclina.

Capítulo 6

Estimulantes

O uso de estimulantes é um problema significativo de saúde pública. Embora haja relatos de uso indevido envolvendo estimulantes que têm indicações terapêuticas, tais como o metilfenidato e alguns derivados anfetamínicos, a evolução da tecnologia de liberação controlada ajudou, de alguma forma, a refrear esse problema. No entanto, o abuso de cocaína e de anfetamina continua a ser um problema de proporções catastróficas. Este capítulo aborda a neurobiologia do uso e abuso de estimulantes, os mecanismos de ação dessas substâncias e as estratégias de manejo para pacientes com transtorno relacionado ao uso de estimulantes. Deve ser observado que a maioria dos dados existentes relaciona-se à dependência de cocaína; no entanto, acredita-se que a farmacoterapia para dependência de metanfetaminas seja similar.

Ações dos Estimulantes nos Circuitos de Recompensa

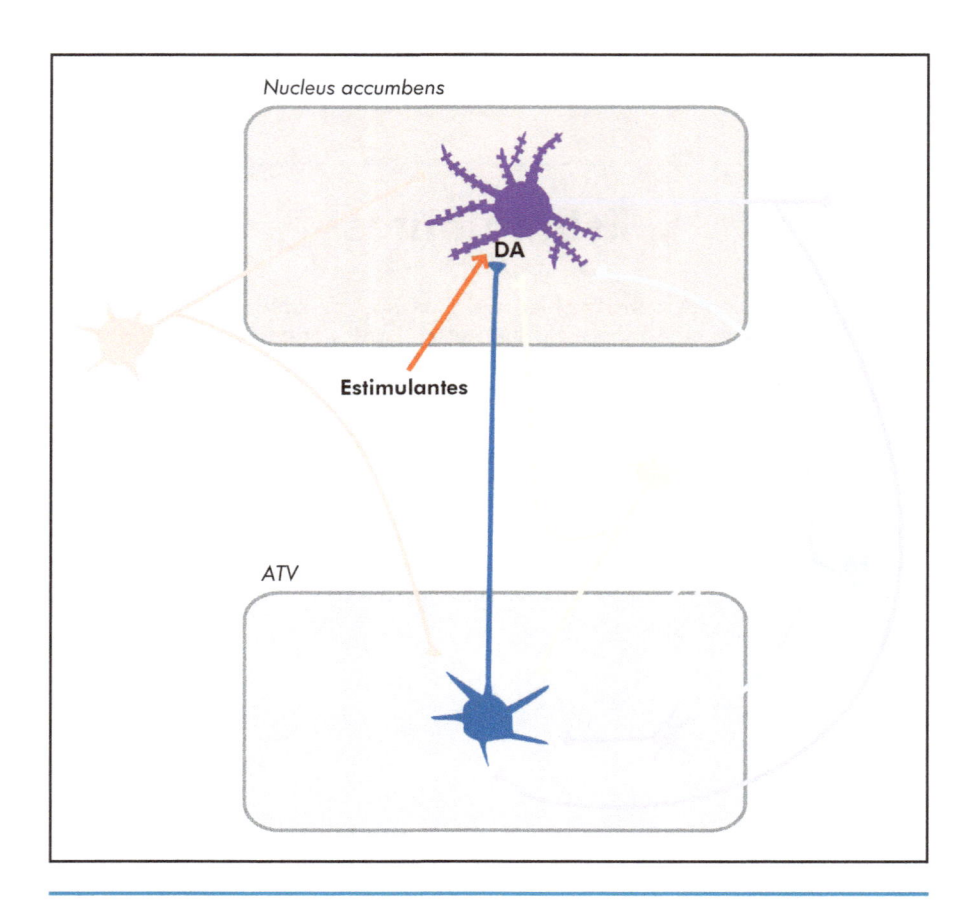

FIGURA 6.1 As propriedades do potencial de abuso de estimulantes provêm da capacidade dessas substâncias de intensificar a neurotransmissão de dopamina (DA) no *nucleus accumbens*. Os estimulantes terapêuticos incluem metilfenidato e anfetamina; os estimulantes ilícitos incluem cocaína e metanfetamina.

Cocaína (e Metilfenidato) vs. Metanfetamina (e Anfetamina), Parte 1

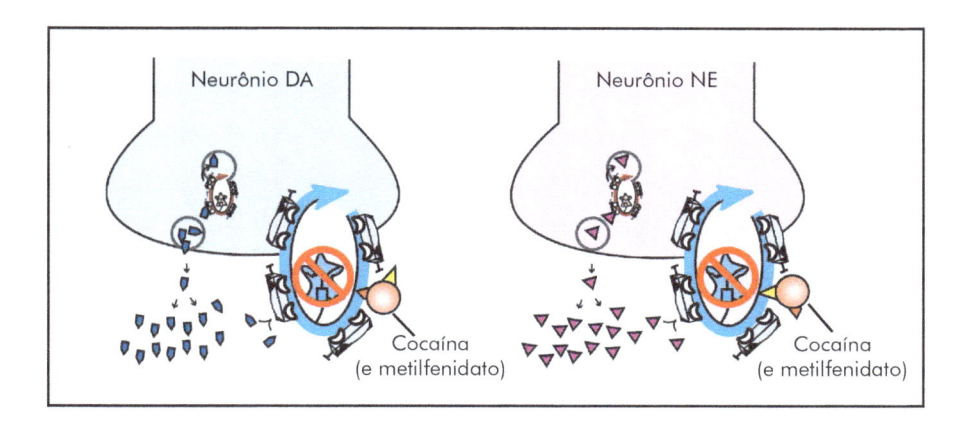

FIGURA 6.2 Estimulantes como cocaína e metanfetamina aumentam os níveis sinápticos da dopamina (DA) e da norepinefrina (NE), bloqueando seus respectivos transportadores sinápticos. No entanto, embora esse seja o principal mecanismo de ação, a metanfetamina também intensifica a liberação de DA, especialmente em altas doses.

Cocaína (e Metilfenidato) vs. Metanfetamina (e Anfetamina), Parte 2

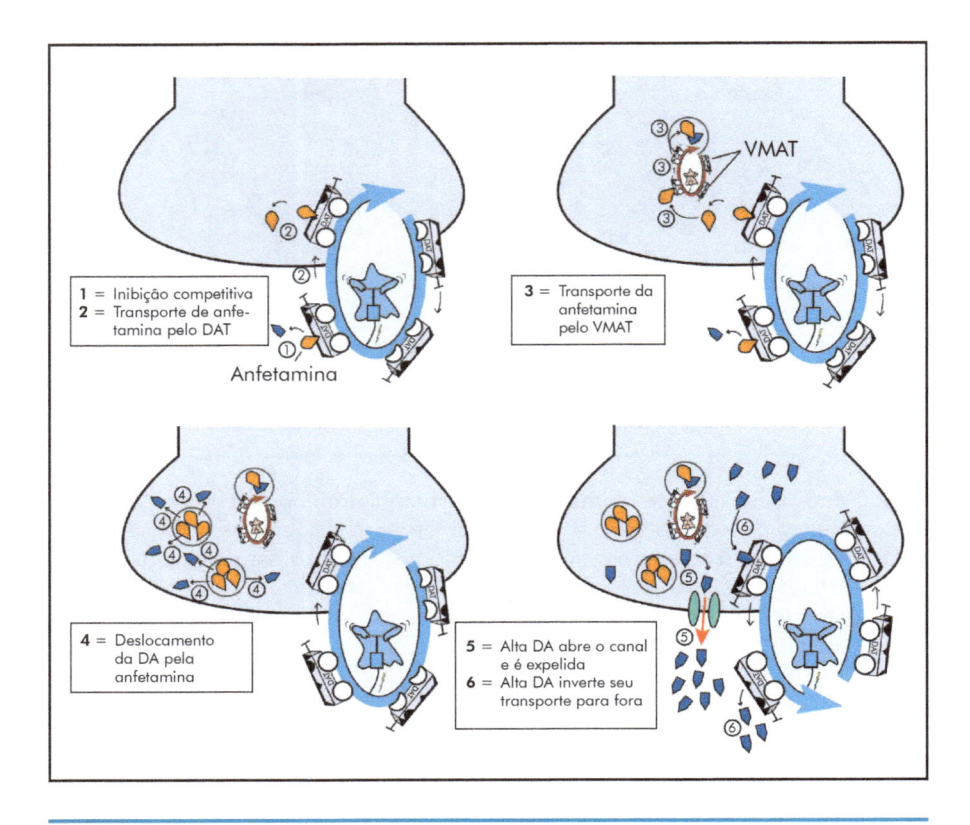

FIGURA 6.3 Ao contrário da cocaína, a metanfetamina é um inibidor competitivo do transportador de dopamina (DAT); assim, ela compete com a dopamina (DA) por um lugar no transportador (1). Sequestrando o DAT, a metanfetamina é transportada para dentro do terminal da DA (2).

A metanfetamina também é um inibidor competitivo do transportador de monoamina vesicular (VMAT), localizado no interior do terminal da DA (3). Desta forma, ela consegue ser embalada dentro das vesículas (3). Em altos níveis, a metanfetamina desloca a DA das vesículas para dentro do terminal (4). Depois de atingido um limiar crítico de DA, ela é expelida do terminal por meio de dois mecanismos: a abertura dos canais para permitir uma descarga de DA na sinapse (5) e a inversão do DAT (6).

Por que os Estimulantes Têm Potencial de Abuso?

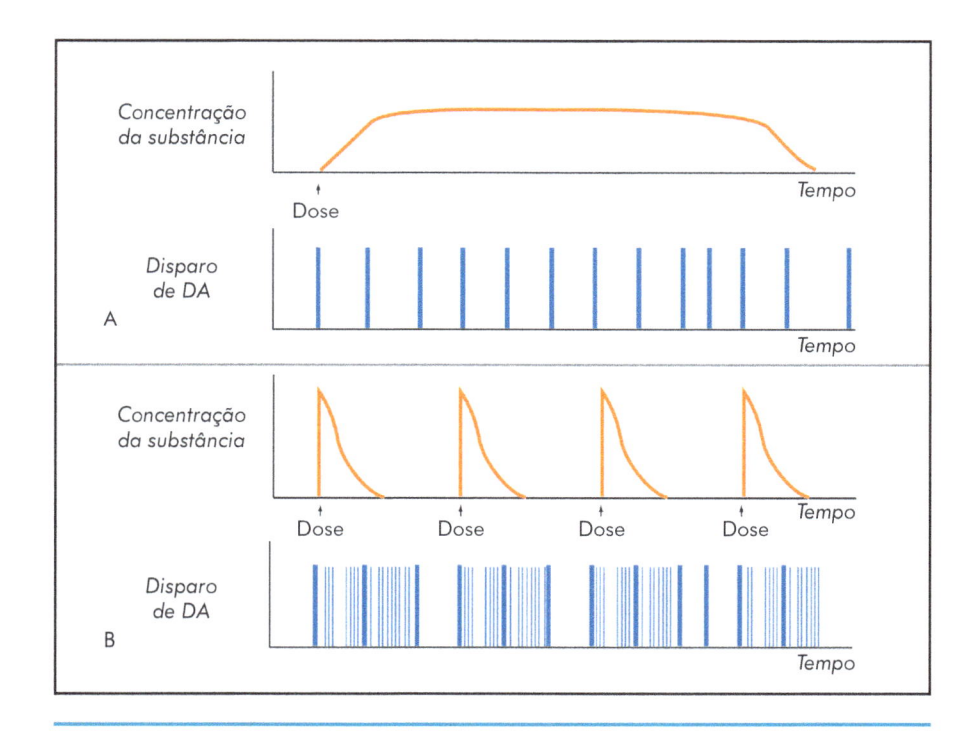

FIGURA 6.4 Conforme apresentado na Figura 2.3, os efeitos reforçadores das susbtâncias psicoativas (SPAs) são, em grande parte, determinados pela velocidade com que a dopamina (DA) aumenta no cérebro, o que, por sua vez, é ditado pela velocidade com que a SPA entra e sai do cérebro. A velocidade de absorção da SPA está sujeita à via de administração, com a administração intravenosa e a inalação produzindo a absorção mais rápida da SPA, seguidas pela aspiração.

O metilfenidato e a anfetamina são administrados por via oral e têm início e duração de ação mais longos em comparação com a cocaína e a metanfetamina (A). Embora essas substâncias possam ser utilizadas de forma indevida se injetadas ou aspiradas, as formulações com liberação controlada que são comumente prescritas tornam isso mais difícil.

A cocaína e a metanfetamina são geralmente administradas por via inalatória ("fumada"), intranasal ("cheirada") ou endovenosa. Na verdade, a cocaína não é nem mesmo ativa oralmente. De modo correspondente, a cocaína e a anfetamina causam um rápido aumento na DA, seguido por um declínio relativamente rápido (B).

Progressão do Abuso de Estimulantes

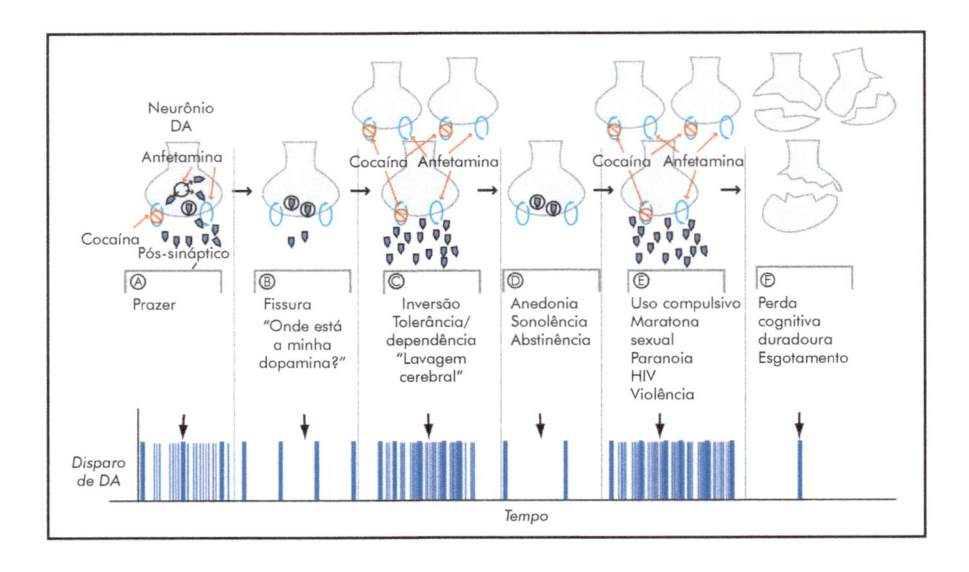

FIGURA 6.5 Os primeiros episódios de consumo de estimulantes, como metanfetamina e cocaína, causam o disparo fásico prazeroso de dopamina (DA) (A). Com o uso crônico, o condicionamento da recompensa causa fissura entre as doses do estimulante e o disparo tônico residual da DA com uma falta de disparo fásico prazeroso da substância (B). Nesse estágio da dependência, são necessárias doses cada vez mais altas de estimulante para atingir os níveis prazerosos de *high* do disparo fásico de DA (C). Infelizmente, quanto mais alto o *high*, mais baixo o *low* (disforia, "deprê"), e, entre as doses de estimulante, o indivíduo experimenta não só a ausência de *high*, mas também sintomas de abstinência como sonolência e anedonia (D). O esforço para combater a abstinência leva a uso compulsivo e comportamento perigoso e impulsivo para obter o estimulante (E). Finalmente, pode haver alterações duradouras, se não irreversíveis, nos neurônios dopaminérgicos, incluindo depleções duradouras dos níveis de DA e degeneração axonal, um estado que clínica e patologicamente é denominado *"burnout"* (F).

Efeitos dos Estimulantes

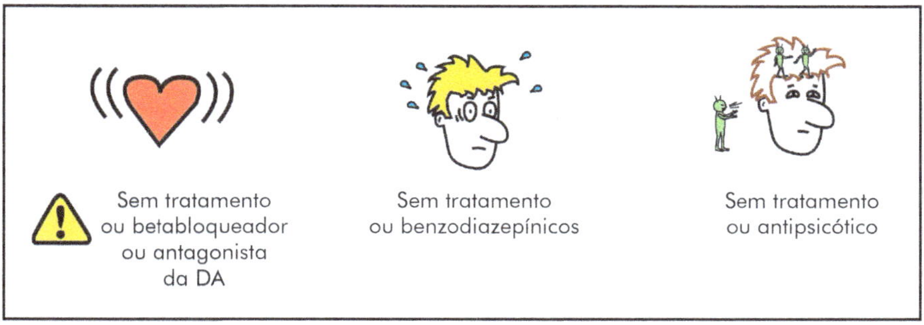

| Sem tratamento ou betabloqueador ou antagonista da DA | Sem tratamento ou benzodiazepínicos | Sem tratamento ou antipsicótico |

FIGURA 6.6 A cocaína e a metanfetamina podem causar euforia e prazer, reduzir a fadiga e criar uma sensação de acuidade mental. No entanto, efeitos indesejáveis também podem ser produzidos e incluem tremor, labilidade emocional, agitação, irritabilidade, paranoia, pânico e comportamento estereotipado repetitivo. Em doses mais elevadas, esses estimulantes induzem intensa ansiedade, paranoia e alucinações, bem como hipertensão, taquicardia, irritabilidade ventricular, hipertermia e depressão respiratória. Na *overdose*, a cocaína pode causar insuficiência cardíaca aguda, acidente vascular cerebral e convulsões.

O tratamento de intoxicação com estimulantes é geralmente de apoio e trata a hiperatividade autonômica, bem como a paranoia e as alucinações, se necessário. No entanto, muitos pacientes se recuperam dentro de algumas horas sem tratamento. Os tratamentos que já foram usados ou investigados incluem betabloqueadores e antagonistas da dopamina (DA) para os efeitos cardiovasculares, benzodiazepínicos para agitação extrema e antipsicóticos para paranoia e alucinações. É preciso ter cautela ao usar tais agentes.

Cocaetileno

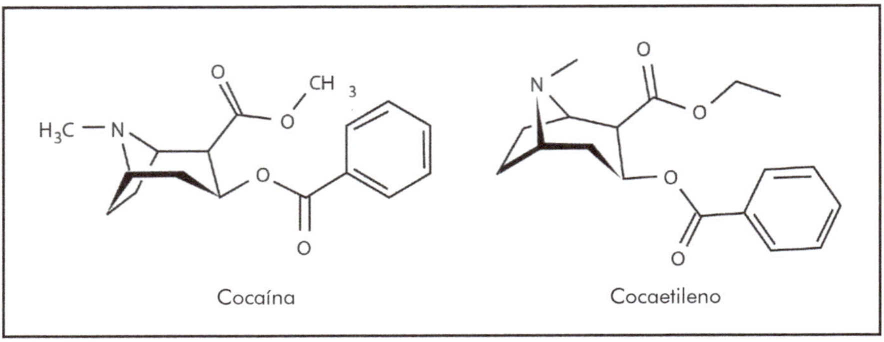

FIGURA 6.7 Uma interação medicamentosa única pode ocorrer entre cocaína e etanol, na qual as duas substâncias formam o metabólito cocaetileno, que tem efeitos semelhantes aos da cocaína, porém é mais tóxico e tem meia-vida mais prolongada. Estudos com animais documentaram os efeitos hemodinâmicos e cardiovasculares prejudiciais do cocaetileno, e dados humanos também sugerem um risco aumentado de complicações.

Tratamento Farmacológico para Transtorno por Uso de Estimulantes

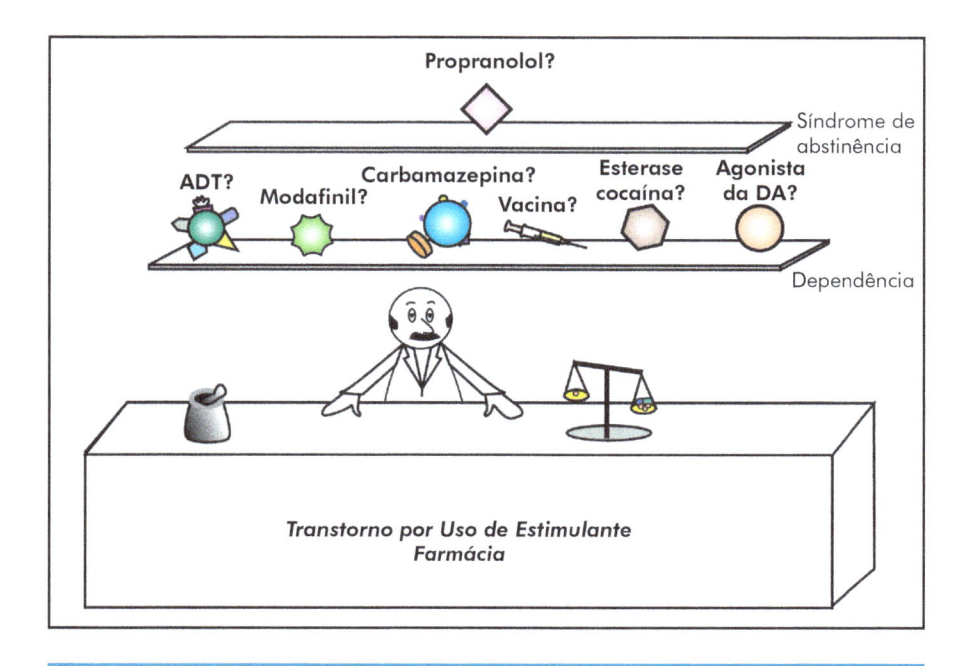

FIGURA 6.8 Existem poucas evidências para o tratamento farmacológico de dependência ou abstinência de estimulantes. A maioria dos estudos investigou especificamente opções de tratamento para dependência de cocaína. Os agonistas da dopamina (DA) – em particular, amantadina – são mais estudados para esse uso; contudo, os dados são, de modo geral, mistos, com alguns trabalhos mostrando tendências a favor dos agonistas da DA e outros favorecendo o placebo. No geral, as evidências existentes não apoiam seu uso.

A metanálise dos ensaios existentes, avaliando anticonvulsivantes como tratamento para dependência de cocaína, não apresentou eficácia significativa para qualquer um dos agentes incluídos. Na melhor das hipóteses, a carbamazepina apresentou uma tendência para taxas mais elevadas de retenção (i.e., continuação do tratamento anticonvulsivante) do que o placebo. Foram usados antidepressivos no tratamento de dependência de cocaína, mas os dados atuais não apoiam seu uso (alguns estudos mostram tendências a favor dos antidepressivos tricíclicos [ADTs]). Também há um estudo preliminar do modafinil, investigação de uma vacina potencial contra cocaína e pesquisa de uma enzima metabolizadora da cocaína (esterase cocaína).

Tratamento Psicossocial para Transtorno por Uso de Estimulantes

		TCC	EM	Terapia comportamental	TIP	Terapia familiar	Autoajuda/ 12 passos
Substância psicoativa	Álcool	X	X	X		X	X
	Opioide	X		X		X	X
	Nicotina	X	X	X			
	Estimulante	X		X			X
	THC		X	X			

TCC: terapia cognitivo-comportamental. EM: entrevista motivacional. Terapia comportamental: manejo de contingências, reforço da comunidade, exposição ao estímulo e relaxamento, terapia aversiva. TIP: terapia interpessoal. THC: delta-9-tetra-hidrocanabinol.

TABELA 6.1 Os tratamentos psicossociais são um componente extremamente importante do manejo do transtorno por uso de substância. Muitas das mesmas estratégias gerais são usadas para tratar dependência de diferentes substâncias psicoativas (SPAs). As estratégias específicas comumente usadas no tratamento do transtorno por uso de substância são destacadas aqui. A terapia cognitivo--comportamental (TCC) é particularmente eficaz nos casos mais graves e naqueles com transtornos comórbidos. Grupos de mútua-ajuda baseados em 12 passos e aconselhamento individual também podem ser efetivos. Essas estratégias são explicadas em mais detalhes no Capítulo 9.

Abstinência de Estimulantes

Anedonia   Fissura   Depressão   Ansiedade

Perturbações do sono   Aumento do apetite   RETARDO Psicomotor

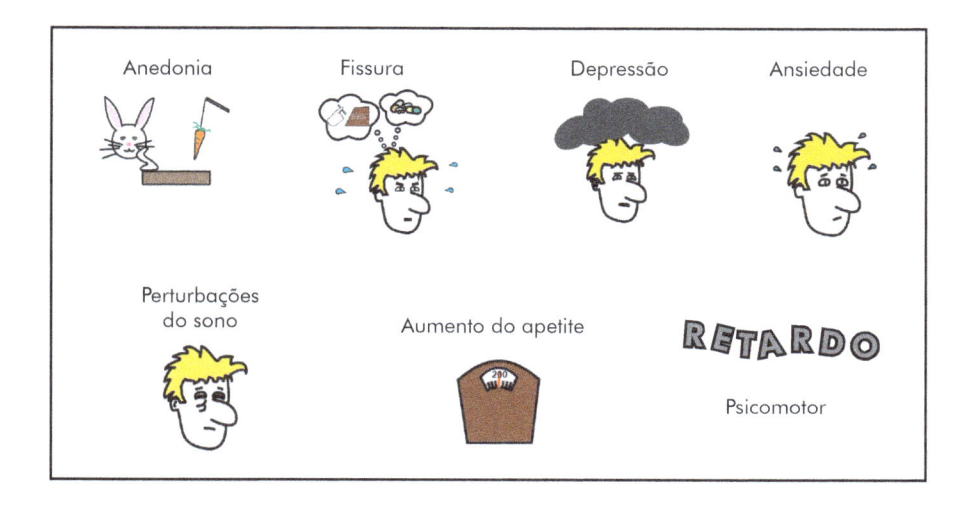

FIGURA 6.9 Habitualmente, tais sintomas iniciam poucas horas após a cessação aguda, podendo durar vários dias; os mais recorrentes são: anedonia, fissura por cocaína, depressão, ansiedade, perturbações do sono, aumento do apetite e retardo psicomotor. Os sintomas comumente declinam durante várias semanas e, em geral, não requerem tratamento hospitalar.

Atualmente, não existem tratamentos farmacológicos recomendados para pacientes que experimentam sintomas de abstinência relacionada a estimulantes. Dados preliminares sugerem que o propranolol tem eficácia para pacientes com sintomas de abstinência graves.

Tratamentos Experimentais para Dependência de Cocaína

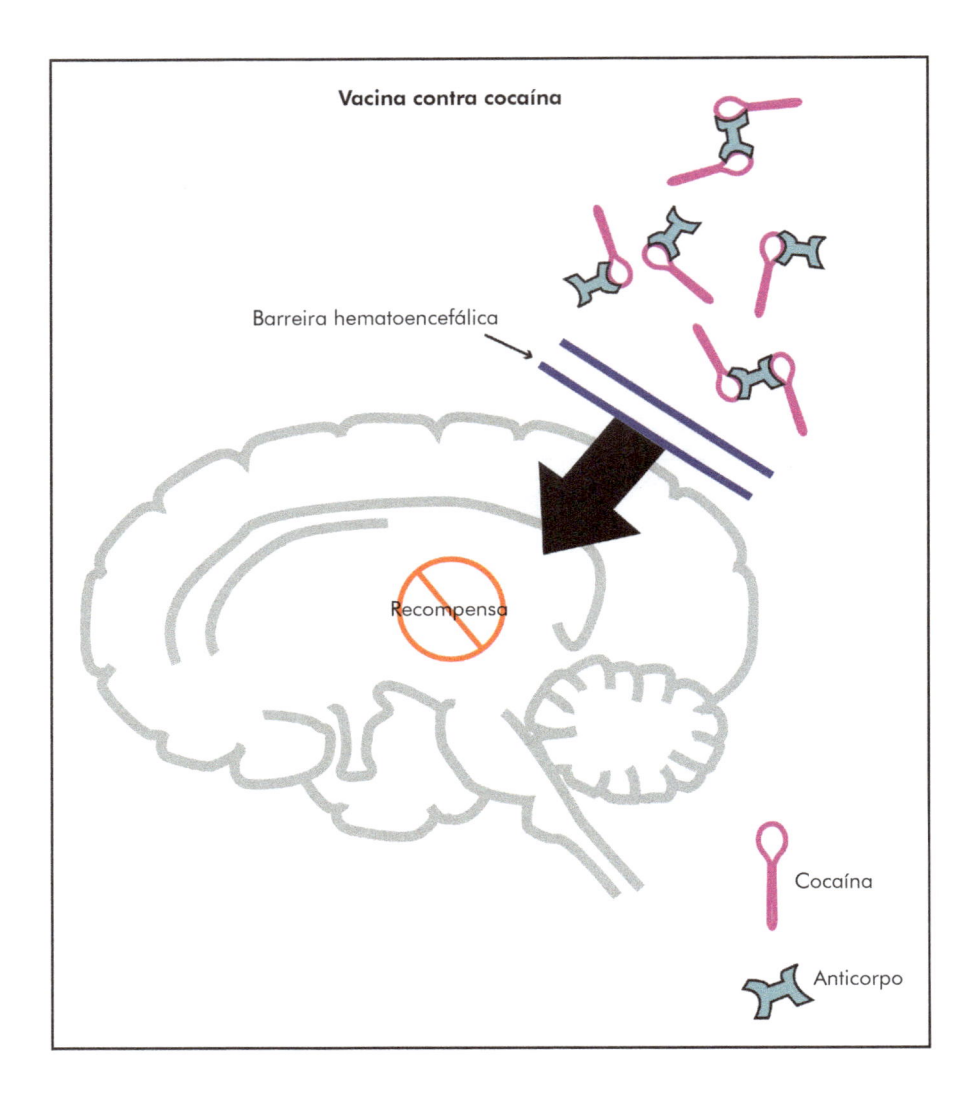

Vacina contra cocaína

Barreira hematoencefálica

Recompensa

Cocaína

Anticorpo

116 — Transtornos relacionados a substâncias e do controle de impulsos

Tratamentos Experimentais para Dependência de Cocaína (continuação)

FIGURA 6.10 Embora não haja tratamentos eficazes estabelecidos para dependência de cocaína, existem duas áreas de pesquisa promissoras: esterase cocaína e uma vacina contra cocaína.

A esterase cocaína é uma enzima que metaboliza a cocaína. A esterase cocaína bacteriana (CocE) estabeleceu eficácia para tratar os efeitos tóxicos agudos da *overdose* de cocaína; contudo, sua meia-vida é muito curta para que ela seja usada como tratamento de manutenção para dependência de cocaína. Assim, uma CocE mutante (PEG-CCRQ CocE) com meia-vida mais longa foi desenvolvida e testada positivamente em modelos animais.

Uma vacina contra cocaína também está em desenvolvimento. A formulação da vacina contra essa substância requer sua associação a uma molécula transportadora, pois a molécula da cocaína é muito pequena para estimular uma resposta imune. Os anticorpos produzidos em resposta à vacina não passam para o cérebro; assim, a cocaína ligada aos anticorpos permanece na periferia e os efeitos reforçadores da administração de cocaína podem ser atenuados. Estudos da vacina contra cocaína dAd5GNE apresentaram resultados positivos em modelos animais.

Capítulo 7

Maconha

A maconha é a substância psicoativa (SPA) mais amplamente usada no mundo. Tem menos potencial de dependência do que outras substâncias importantes, entretanto, seu uso indevido pode estar associado a problemas sociais e cognitivos, entre outros, incluindo risco aumentado de uso de outra SPA. Infelizmente, são limitadas as pesquisas relacionadas ao tratamento da dependência de maconha. Este capítulo aborda o que é conhecido sobre a neurobiologia e o tratamento do transtorno por uso dessa substância.

Ações dos Canabinoides e do THC nos Circuitos de Recompensa

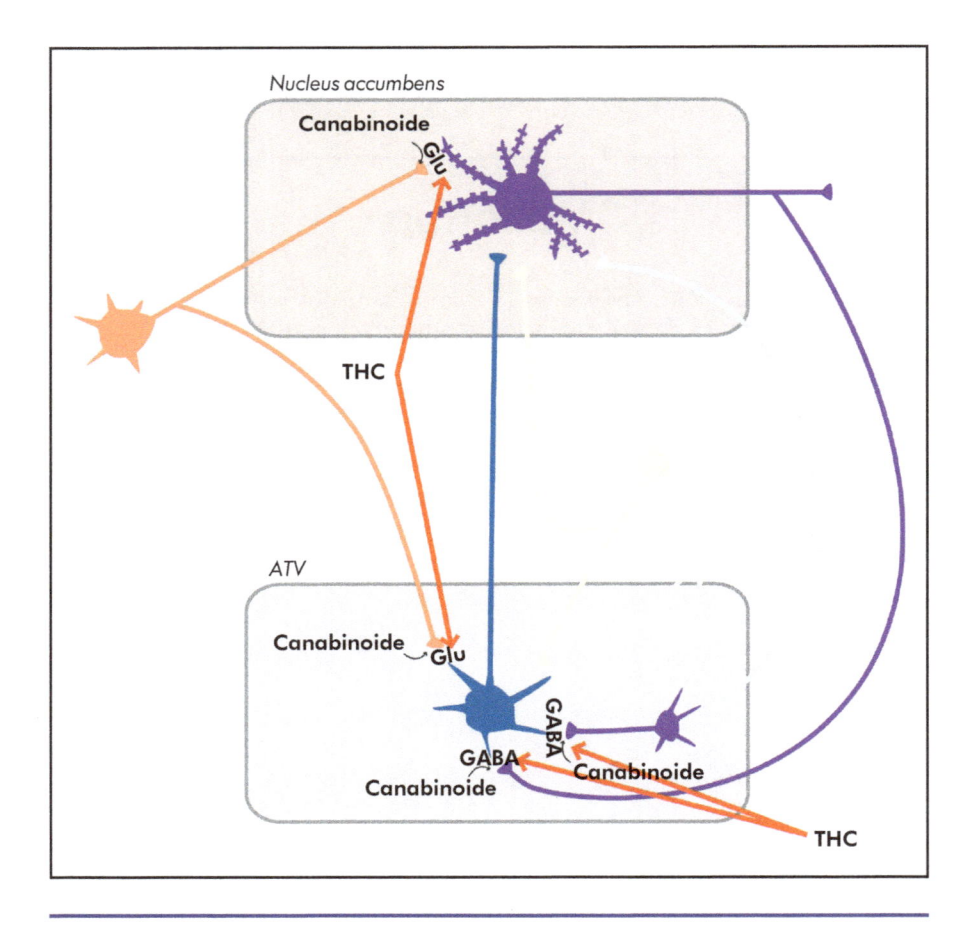

FIGURA 7.1 Os canabinoides – entre eles o delta-9-tetra-hidrocanabinol (THC) – são os ingredientes psicoativos da maconha primeiramente responsáveis por seus efeitos. O THC interage com receptores canabinoides tipo 1 na área tegmentar ventral (ATV) e no *nucleus accumbens* para desencadear a liberação de dopamina (DA) dos neurônios mesolímbicos.

Canabinoides e Neurotransmissores Retrógrados

Clássico

Retrógrado

Receptor CB1

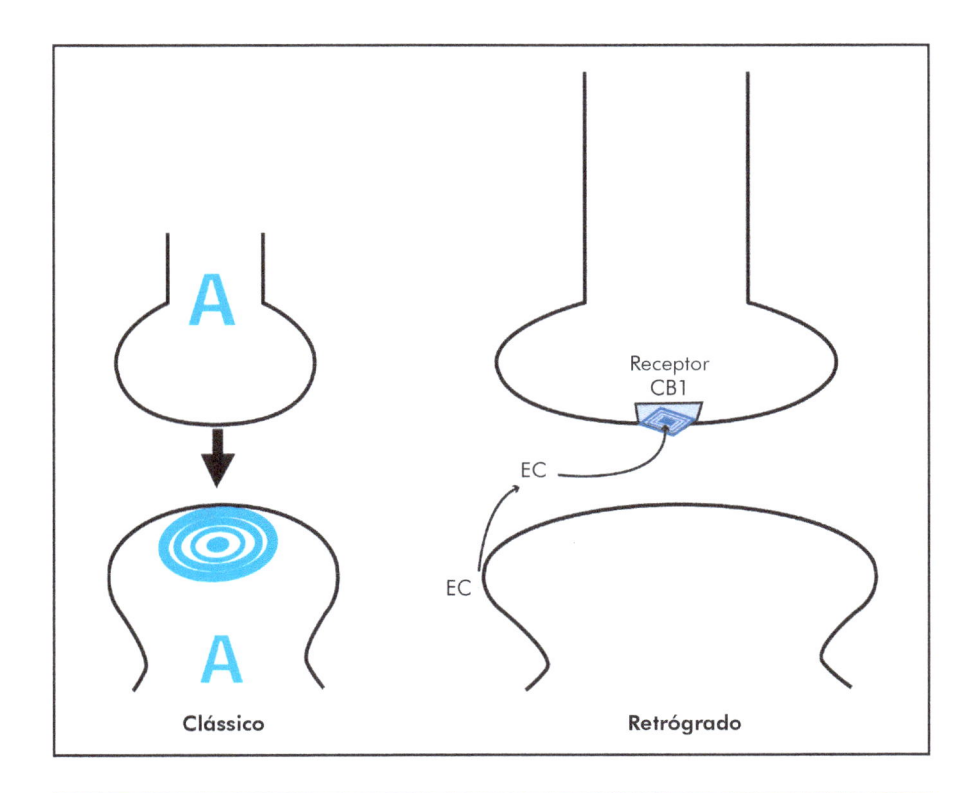

EC

EC

FIGURA 7.2 Os endocanabinoides (EC, ou maconha endógena) são neurotransmissores retrógrados. Isto é, ao contrário da neurotransmissão clássica, que parte dos neurônios pré para os pós-sinápticos (esquerda), os ECs são sintetizados no neurônio pós-sináptico, liberados e difundidos para receptores canabinoides pré-sinápticos tais como o receptor CB1, permitindo, assim, que os neurônios pós-sinápticos se comuniquem com os neurônios pré-sinápticos (direita) de forma retrógrada.

Efeitos da Maconha

Intoxicação
Bem-estar
Relaxamento
Afabilidade
Sensação de aumento da capacidade de *insight*
Alteração subjetiva e temporária do estado
de consciência – afrouxamento das associações,
piora da coordenação motora, onirismos,
falsas percepções
Lentificação psicomotora
Prejuízo da memória

Dose alta
Sintomas
de pânico
Delirium tóxico
Psicose (raro)

Uso pesado prolongado
Prejuízo da motivação
Déficit de atenção
Discernimento fraco
Distratibilidade
Comunicação deficiente
Introversão
Habilidades interpessoais precárias
Perda da capacidade de *insight*
Despersonalização

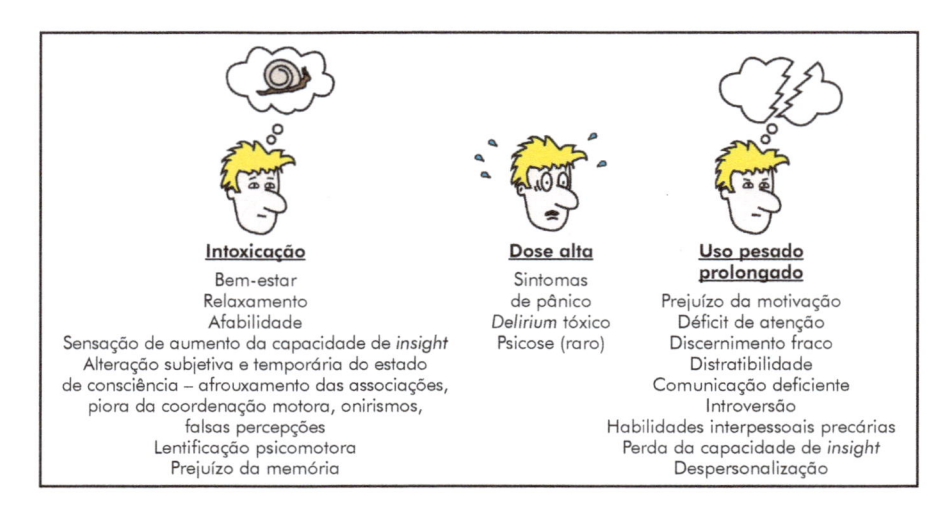

FIGURA 7.3 A maconha apresenta propriedades estimulantes e também sedativas. Em doses intoxicantes usuais, ela produz sentimento de bem-estar, relaxamento, afabilidade e sensação de "aumento da capacidade de *insight*". Também induz perda da consciência temporal (p. ex., confundindo o passado com o presente), lentidão nos processos de pensamento e prejuízo na memória de curto prazo. Em altas doses, pode induzir sintomas de pânico, *delirium* tóxico e psicose (raramente).

Uma complicação do uso pesado e frequente em longo prazo é a "síndrome amotivacional",* que é caracterizada pela emergência de decréscimo nos impulsos e na ambição. O uso pesado de maconha também está associado a outros sintomas de prejuízo social e ocupacional, incluindo déficit de atenção, piora da capacidade de discernimento, distratibilidade, déficit nas habilidades de comunicação, introversão e comprometimento do pragmatismo nas situações interpessoais. Os hábitos pessoais podem sofrer deteriorização, podem ocorrer uma perda de *insight* e até mesmo sentimentos de despersonalização.

---

*N. de R.T.: Segundo a Organização Mundial da Saúde (OMS), a síndrome amotivacional ou nolitiva é "uma constelação de características associadas ao uso de SPAs, que inclui apatia, redução da efetividade produtiva, diminuição da capacidade para encarregar-se de planos complexos ou de longa duração, baixa tolerância à frustação, concentração prejudicada e dificuldade em seguir rotinas; a existência dessa condição é controversa; ela tem sido relatada sobretudo em relação ao uso de maconha e pode simplesmente refletir uma intoxicação crônica por essa substância. Os sintomas também podem refletir a personalidade, as atitudes ou o estágio de desenvolvimento do usuário". Organização Mundial da Saúde. *Glossário de Álcool e Drogas*. Brasília: Secretaria Nacional Antidrogas (SENAD); 2004. p. 113. Tradução: José Maria Bertolot.

Tratamento Farmacológico para Transtorno por Uso de Maconha

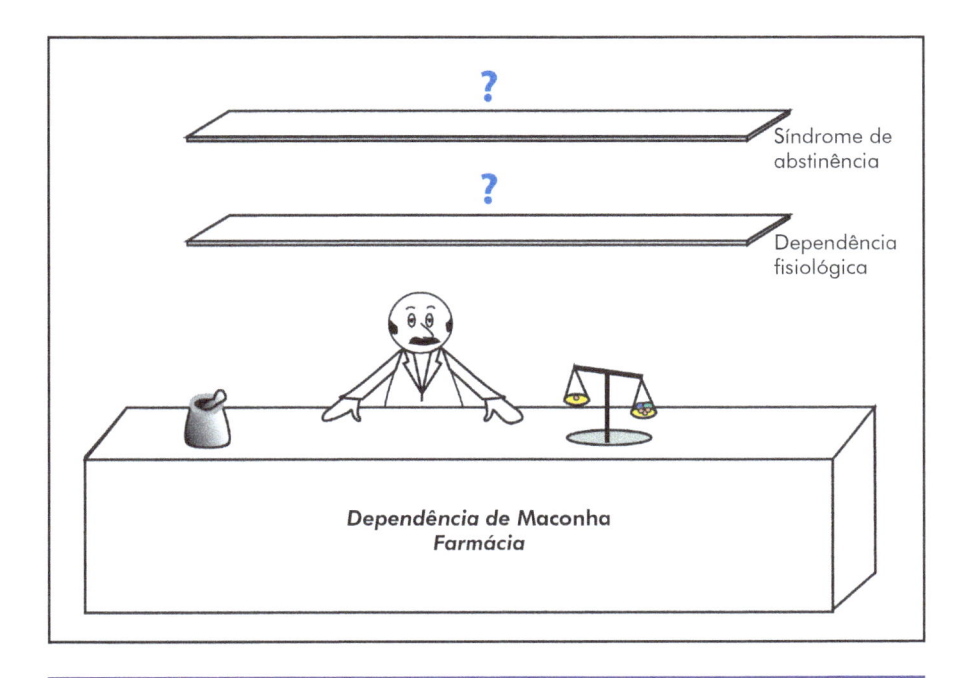

FIGURA 7.4 Existem poucas evidências para o tratamento farmacológico da dependência ou síndrome de abstinência de maconha, tampouco há farmacoterapias recomendadas.

Tratamento Psicossocial para Transtorno por Uso de Maconha

		TCC	EM	Terapia comportamental	TIP	Terapia familiar	Autoajuda/ 12 passos
Substância psicoativa	Álcool	X	X	X		X	X
	Opioide	X		X		X	X
	Nicotina	X	X	X			
	Estimulante	X		X			X
	THC		X	X			

TCC: terapia cognitivo-comportamental. EM: entrevista motivacional. Terapia comportamental: manejo de contingências, reforço da comunidade, exposição ao estímulo e relaxamento, terapia aversiva. TIP: terapia interpessoal. THC: delta-9-tetra-hidrocanabinol.

TABELA 7.1 Os tratamentos psicossociais são um componente extremamente importante para o manejo dos transtornos relacionados ao uso de SPAs, sendo comumente utilizados para tratar a dependência dos diversos tipos de droga. As técnicas específicas mais usadas no tratamento do transtorno por uso de maconha são destacadas aqui. A entrevista motivacional (EM), que incorpora habilidades de enfrentamento, pode ser a mais efetiva. O uso de incentivos também pode ser útil. Essas estratégias serão explicadas em mais detalhes no Capítulo 9.

Abstinência de Maconha

Sintomas psicológicos

Raiva

Ansiedade

Humor deprimido

Irritabilidade

Dificuldades para dormir

Sintomas fisiológicos

Perda de apetite

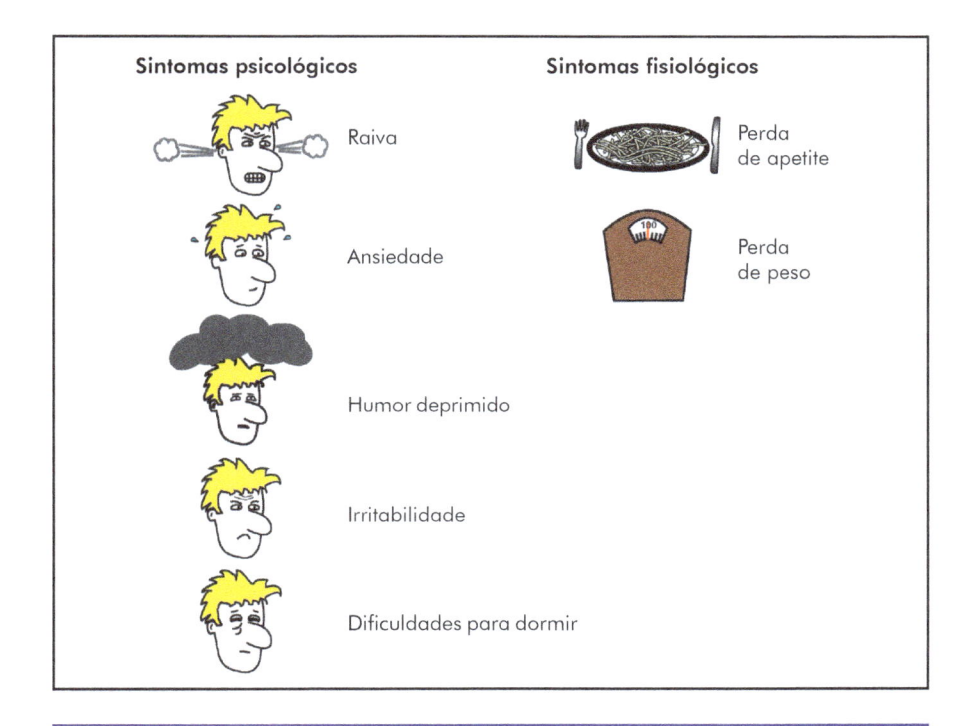

Perda de peso

FIGURA 7.5 Embora a maconha seja considerada por muitos como uma substância cujo uso pode ser facilmente interrompido a qualquer momento, ela pode causar dependência em usuários pesados e, portanto, sintomas de abstinência quando descontinuada. Sintomas psicológicos são os mais comuns e incluem raiva, ansiedade, humor deprimido, irritabilidade e dificuldades para dormir. Também podem ocorrer sintomas fisiológicos, como perda de apetite e de peso.

Hoje, não existe farmacoterapia especificamente recomendada para abstinência ou manutenção da abstinência de maconha. A bupropiona, o divalproato e a naltrexona foram estudados em ensaios humanos de abstinência de maconha, mas todos tiveram resultados negativos. O dronabinol, uma formulação sintética do THC, foi estudado preliminarmente para abstinência de maconha, mas os resultados atuais não são suficientes para recomendar seu uso. Em vez disso, a dependência fisiológica de maconha e a síndrome de abstinência a ela associada são geralmente tratadas com terapias psicossociais, conforme apresentado na Tabela 7.1. Os sintomas de abstinência em geral se resolvem em 1 a 2 semanas.

Capítulo 8

Outras Drogas

Muitas outras substâncias são utilizadas de modo indevido devido às suas propriedades reforçadoras. Esses agentes, que incluem sedativo-hipnóticos, alucinógenos, *club drugs*, *designer drugs* e até mesmo produtos domésticos comuns, podem não ter o potencial de dependência de alguns dos agentes discutidos nos capítulos anteriores; no entanto, são extremamente perigosos. Este capítulo aborda brevemente como esses agentes atuam, além dos efeitos que podem originar.

Seção Um:
Sedativo-hipnóticos

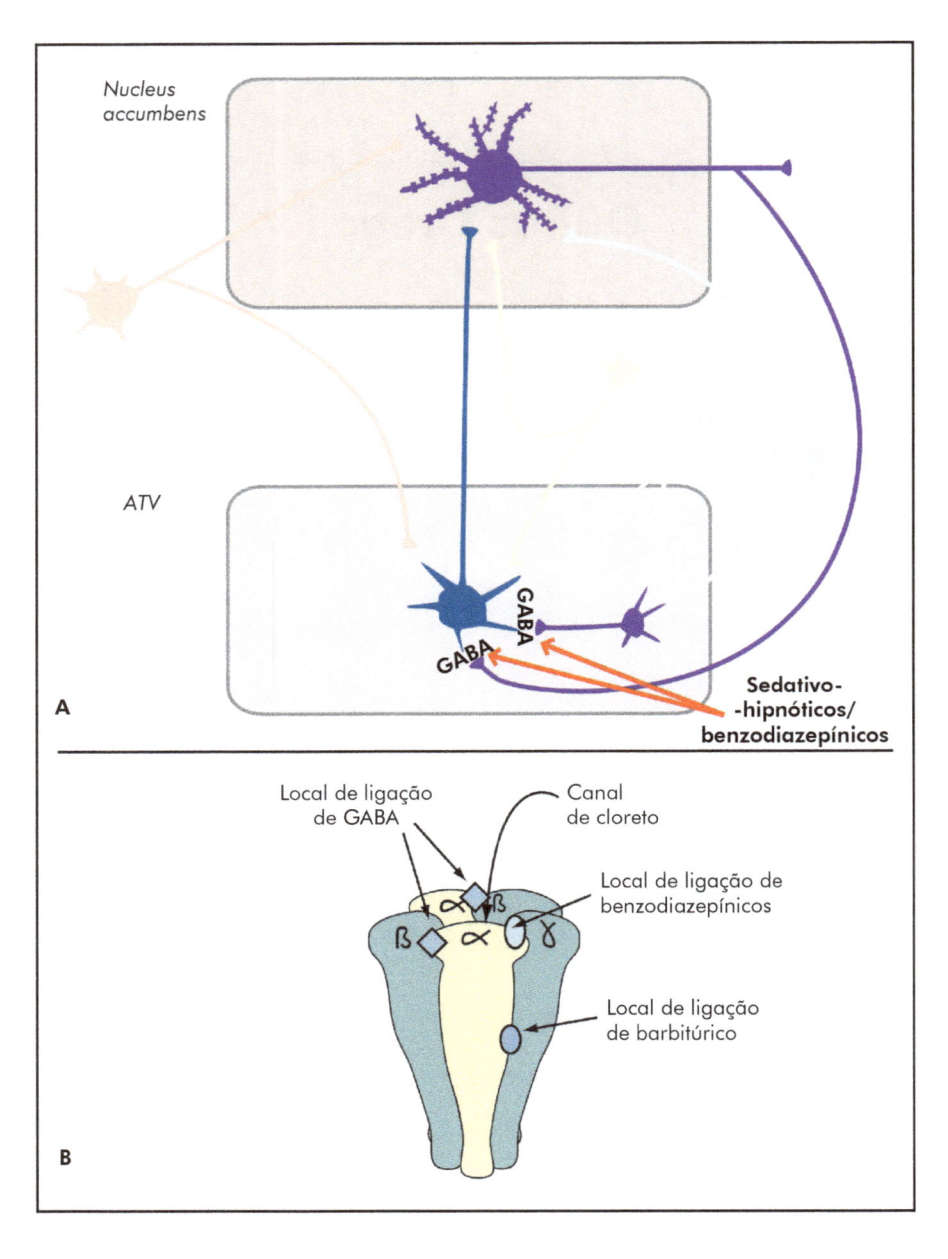

Nucleus accumbens

ATV

GABA

GABA

A

Sedativo-
-hipnóticos/
benzodiazepínicos

Local de ligação de GABA

Canal de cloreto

Local de ligação de benzodiazepínicos

Local de ligação de barbitúrico

B

Seção Um:
Sedativo-hipnóticos (continuação)

FIGURA 8.1 Os sedativo-hipnóticos incluem barbitúricos e agentes relacionados, como etclorvinol e etinamato, hidrato de cloral e derivados, além de derivados de piperidinediona, como glutetimida e metiprinlon. Os especialistas frequentemente incluem nessa classe o álcool, os benzodiazepínicos e as drogas Z hipnóticas. Os benzodiazepínicos e barbitúricos são moduladores alostéricos positivos (PAMs) dos receptores GABA-A (A). Eles agem nos receptores GABA-A, mas em diferentes locais de ligação (B).

Comparados com os benzodiazepínicos, os barbitúricos são muito menos seguros no que se refere à *overdose*, causam dependência com mais frequência, têm maior potencial de abuso e produzem reações de abstinência muito mais perigosas. Aparentemente, o local receptor nos receptores GABA-A que medeiam as ações farmacológicas dos barbitúricos é ainda mais prontamente dessensibilizado e com consequências ainda mais perigosas do que o local receptor dos benzodiazepínicos. O local dos barbitúricos também parece mediar uma euforia mais intensa e um senso de tranquilidade mais desejável do que o ponto receptor benzodiazepínico. Como os benzodiazepínicos se apresentam em geral como alternativa adequada aos barbitúricos, os clínicos podem ajudar a minimizar o abuso destes últimos prescrevendo-os raramente. No caso de sintomas de abstinência, restituir e depois reduzir o barbitúrico agressor sob supervisão clínica rigorosa auxilia no processo de desintoxicação.

Seção Dois:
Alucinógenos

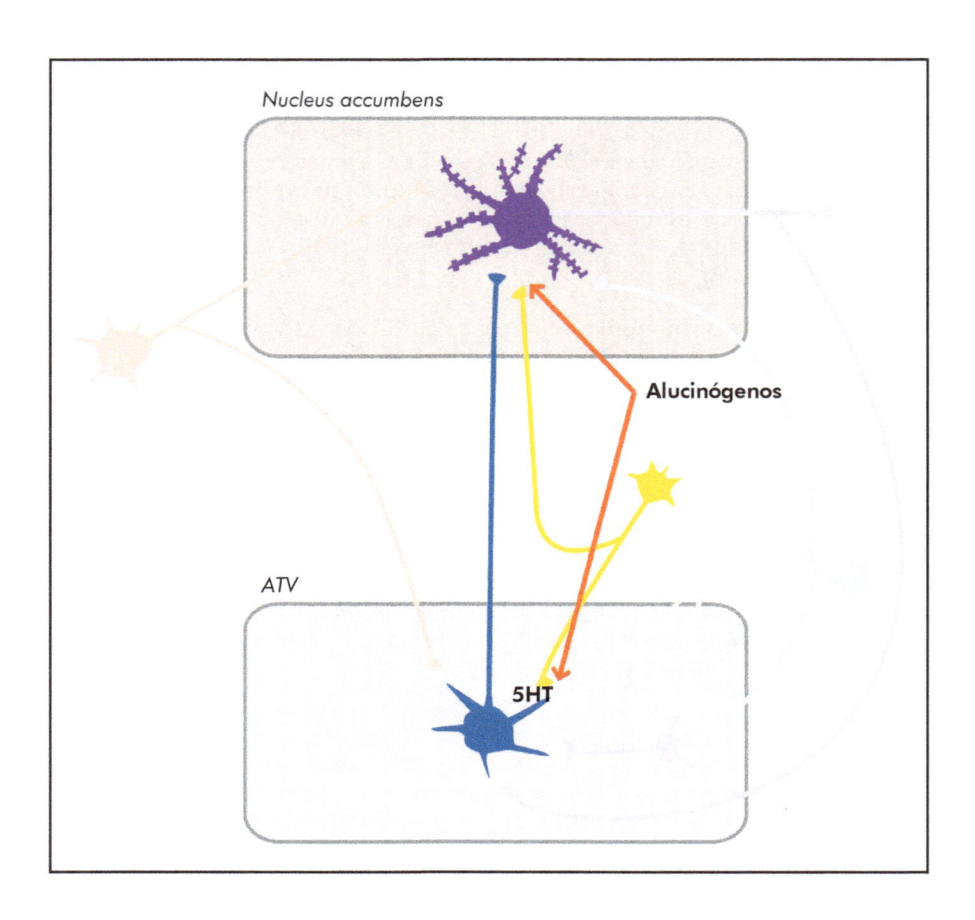

Nucleus accumbens

Alucinógenos

ATV

5HT

Seção Dois:
Alucinógenos (continuação)

FIGURA 8.2 As drogas alucinógenas são um grupo de agentes que atuam nas sinapses da serotonina (5HT) dentro da área tegmentar ventral (ATV) e no *nucleus accumbens*. Essas substâncias produzem intoxicação, às vezes denominada "viagem", que está associada a alterações nas experiências sensoriais, incluindo ilusões, alucinações visuais e um estado de hipervigilância para os estímulos externos, internos e pensamentos. Tais alucinações são produzidas com um claro nível de consciência e ausência de confusão, podendo ser psicodélicas (consciência sensorial aumentada e a experiência subjetiva de que a mente está se expandindo) e psicomiméticas (superficialmente imitando um estado de psicose).

Os sintomas específicos de intoxicação com alucinógenos incluem "trilhas" visuais, em que a imagem fica manchada conforme se move atravessando uma trilha visual, além de macropsia e micropsia, labilidade emocional e de humor, lentidão subjetiva do tempo, sensação de que as cores são ouvidas e os sons são vistos (sinestesia), intensificação da percepção sonora, despersonalização e desrealização. Outros sintomas incluem julgamento prejudicado, medo de enlouquecer, ansiedade, náusea, taquicardia, pressão arterial aumentada e elevação da temperatura corporal. Não é de causar surpresa que a intoxicação com alucinógenos possa causar o que é percebido como um ataque de pânico, que frequentemente é denominado *bad trip*. Conforme a intoxicação aumenta, o indivíduo pode experimentar um estado agudo de desorientação e agitação. Isso pode evoluir para psicose franca, com delírios e paranoia.

Existem duas principais classes de drogas alucinógenas. Os agentes na primeira classe se parecem com a serotonina e incluem os alucinógenos clássicos dietilamida do ácido lisérgico (LSD), psilocibina e dimetiltriptamina (DMT). Os agentes na segunda classe se assemelham à norepinefrina e à dopamina e estão relacionados à anfetamina; eles incluem a mescalina e a 2,5-dimetoxi-4-metilanfetamina (DOM). Recentemente, químicos que trabalham com materiais sintéticos inventaram algumas novas *designer drugs*, como a 3,4-metileno-dioximetanfetamina (MDMA) e a *foxy* (5-metoxidi-isopropiltriptamina). Elas são estimulantes ou alucinógenos e produzem um estado subjetivo complexo, por vezes referido como *ecstasy*, que é também como os usuários denominam a MDMA. Essa droga produz euforia, desorientação, confusão, sociabilidade aumentada e uma sensação de empatia e *insight* pessoal aumentados.

Mecanismo Alucinógeno e Efeitos de Longa Duração

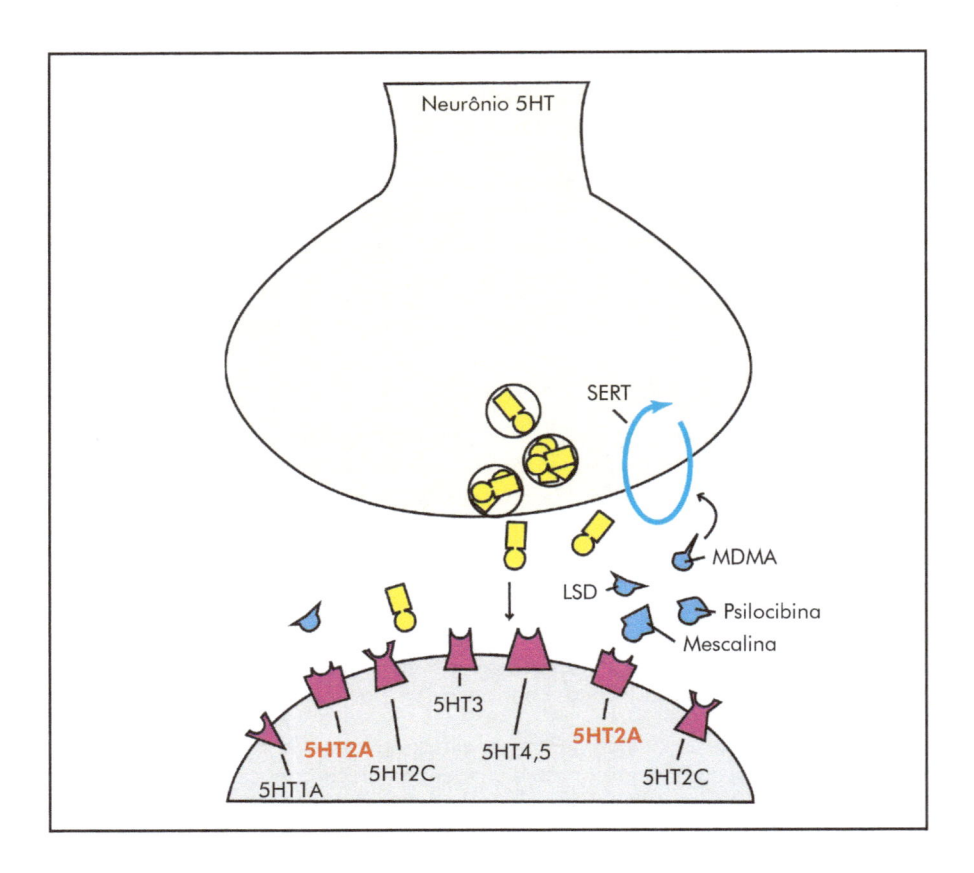

Neurônio 5HT

SERT

MDMA
LSD
Psilocibina
Mescalina

5HT1A
5HT2A
5HT2C
5HT3
5HT4,5
5HT2A
5HT2C

Mecanismo Alucinógeno e Efeitos de Longa Duração (continuação)

FIGURA 8.3 As drogas alucinógenas são todas agonistas parciais nos receptores 5HT2A, o que leva à liberação da dopamina. Os alucinógenos podem ter ações adicionais em outros receptores de serotonina, particularmente 5HT1A e 5HT2C. Em especial, a MDMA bloqueia o transportador de serotonina (SERT). No entanto, a estimulação dos receptores 5HT2A parece o mecanismo primário pelo qual esses agentes exercem seus efeitos.

Os alucinógenos podem produzir uma tolerância fantástica, às vezes depois uma única dose. Há uma teoria de que a dessensibilização dos receptores 5HT2A está subjacente a essa rápida tolerância clínica e farmacológica. Outra dimensão peculiar do abuso de alucinógenos é a produção de *flashbacks*. Um *flashback* é a recorrência espontânea de alguns dos sintomas de intoxicação, que pode durar de alguns segundos até várias horas e ocorre na ausência de uso recente de alucinógeno. Isso ocorre dias a meses depois da última experiência com a droga e pode aparentemente ser precipitado por inúmeros estímulos ambientais. O mecanismo psicofarmacológico subjacente aos *flashbacks* é desconhecido, porém sua fenomenologia sugere a possibilidade de uma adaptação neuroquímica ao sistema serotonérgico, que está relacionado à tolerância inversa de longa duração. Ou, então, os *flashbacks* poderiam ser uma forma de condicionamento emocional incorporado à amígdala, que é desencadeado quando uma experiência de emoção recupera a memória da intoxicação aguda. Isso é análogo aos tipos de *flashbacks* de revivência que ocorrem sem drogas em pacientes com transtorno de estresse pós-traumático.

Seção Três:
Club Drugs

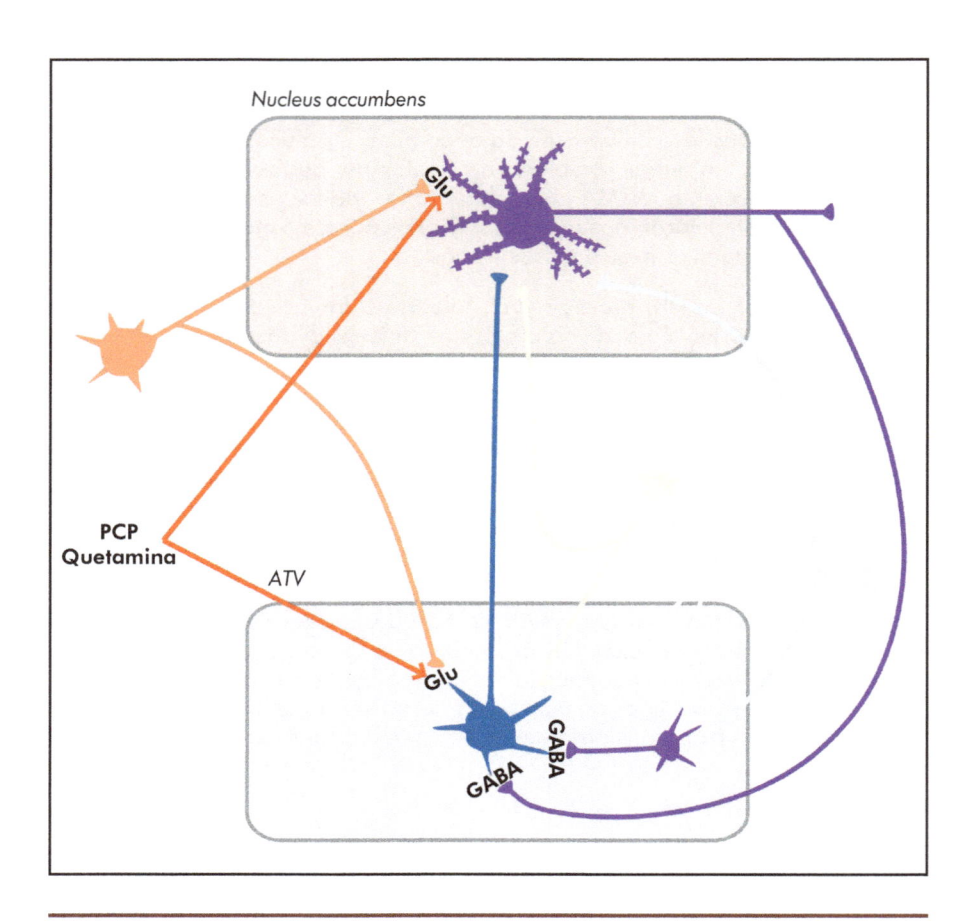

FIGURA 8.4 A fenciclidina (PCP) e a quetamina são consideradas *club drugs*. Esses agentes têm ações nas sinapses do glutamato dentro do sistema de recompensa.

Club Drugs:
Mecanismos e Efeitos

Local da PCP (no canal iônico)

Quetamina

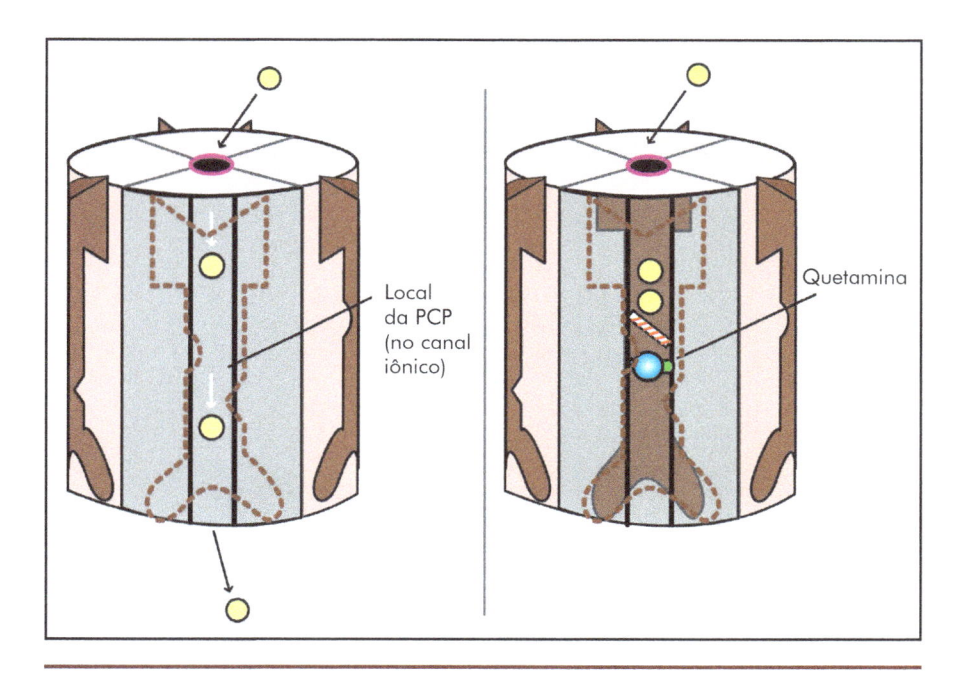

FIGURA 8.5 A PCP e a quetamina agem como antagonistas dos receptores de N-metil-D-aspartato (NMDA), ligando-se a um ponto no canal de cálcio. Ambas foram originalmente desenvolvidas como anestésicos, mas a PCP se revelou imprópria para esse uso porque induz uma experiência psicotomimética/alucinatória única, similar à esquizofrenia. A hipoatividade do receptor de NMDA que é causada pela PCP se tornou um modelo para as mesmas anormalidades no neurotransmissor, postuladas como subjacentes à esquizofrenia. Sua estrutura química e seu mecanismo farmacológico são análogos aos da quetamina; no entanto, a última produz uma experiência psicoticomimética/alucinatória muito mais branda e, por isso, é usada como anestésico. Ainda assim, algumas pessoas fazem uso indevido da quetamina.

A PCP pode causar analgesia intensa, amnésia e *delirium*, sintomas estimulantes e depressivos, marcha cambaleante, fala mal-articulada e uma forma peculiar de nistagmo (i.e., nistagmo vertical). Graus mais elevados de intoxicação podem causar catatonia (excitação alternando com estupor e catalepsia), alucinações, delírios, paranoia, desorientação e julgamento prejudicado. A *overdose* produz coma, temperatura extremamente alta, convulsões e lesão muscular (rabdomiólise).

Seção Quatro:
Novos Métodos Usados para Alterar o Estado Subjetivo de Consciência

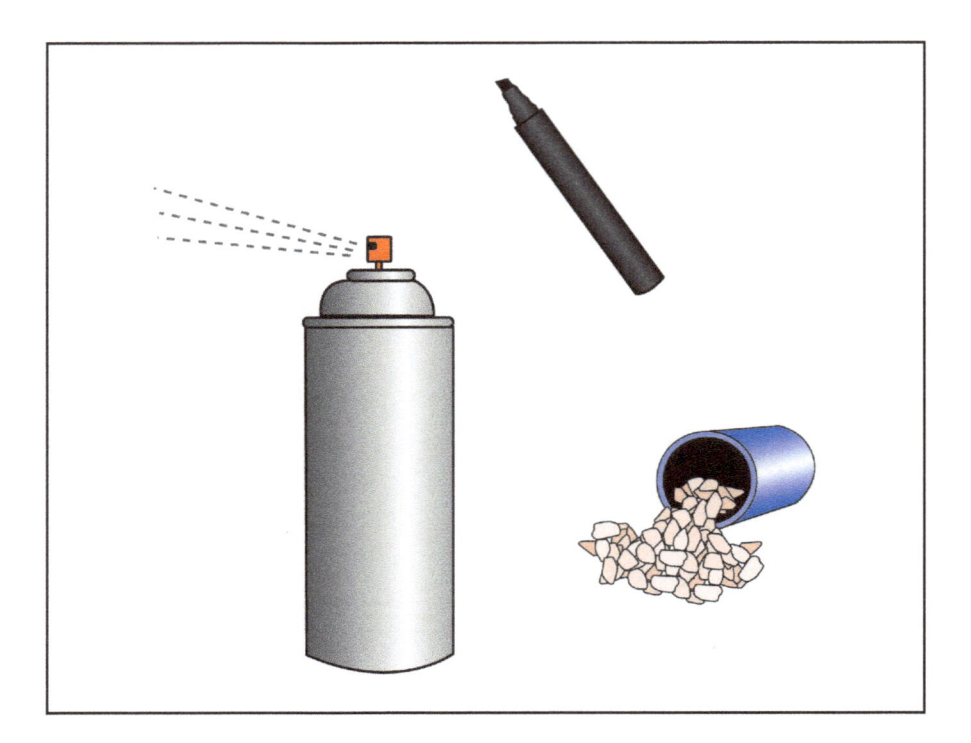

Seção Quatro:
Novos Métodos Usados para Alterar o Estado Subjetivo de Consciência (continuação)

FIGURA 8.6 Atualmente, há uma procura constante por novos métodos capazes de alterar o estado subjetivo de consciência – ficar "chapado", "ligado" ou "no grau" –; isso inclui desde o uso indevido de produtos para utilização doméstica até a modificação de drogas de laboratório – *designer drugs*. Algumas dessas tendências mais comuns incluem o uso de estimulantes sintéticos, coloquialmente denominados "sais de banho", e de aerossóis.

Os "sais de banho" são estimulantes sintéticos que comumente incluem o ingrediente ativo metilenedioxipirovalerona (MDPV), podendo conter também mefedrona ou metiolona. Essas substâncias são chamados de "planta alimentícia" e têm sido vendidas em minimercados e lojas de fumo, nos Estados Unidos, com os nomes de Ivory Wave, Purple Wave e Vanilla Sky. Como outros estimulantes ilícitos, os "sais de banho" podem ter efeitos reforçadores, mas também causam agitação, paranoia, alucinações, aumento do risco de suicídio e dor torácica. O risco de suicídio pode durar até mesmo após o término dos efeitos estimulantes da droga. Pode ser difícil saber se um indivíduo ingeriu "sais de banho", porque esses agentes não aparecem nos testes toxicológicos.

Até pouco tempo, os "sais de banho" não eram regulados, pois eram comercializados com tal titulação e continham o rótulo "não adequado para consumo humano". Em 7 de setembro de 2001, no entanto, a DEA norte-americana invocou sua "autoridade para agenda de emergência", designando mefedrona, MDPV e metilona como substâncias Escala I e temporariamente tornando ilegal possuir e vender produtos que as contenham. A DEA está avaliando se deve controlar esses agentes de forma permanente.

Outra tendência comum é a inalação por via oral de vapores que emanam de produtos como solventes, canetas marcadoras, colas e *sprays* em aerossóis, com o intuito de alterar o estado de consciência. Mais recentemente, tem havido um aumento na aspiração de *freon*, que é encontrado em condicionadores de ar. A aspiração pode causar uma sensação semelhante à intoxicação com álcool, com vertigem, atordoamento e desinibição; também pode acarretar prejuízos no julgamento e possíveis alucinações. O uso crônico de inalantes pode provocar depressão, perda de peso e lesão cerebral. Também pode ser perigoso no curto prazo, aumentando o risco de morte súbita devido a parada cardíaca, aspiração ou sufocamento. O gás *freon*, em particular, pode causar esses efeitos e também congelar os pulmões, tornando-se extremamente perigoso. As substâncias que são aspiradas não aparecem nos testes toxicológicos.

Capítulo 9

Tratamento Psicossocial para Transtornos por Uso de Substância

Os tratamentos psicossociais são um componente extremamente importante do manejo dos transtornos por uso de substâncias psicoativas (SPAs). Podem ser usados vários métodos diferentes, dependendo da substância em questão, assim como das necessidades e particularidades do paciente. Além disso, as terapias psicossociais podem ser aplicadas tanto no contexto individual quanto em grupo. Este capítulo aborda as terapias psicossociais mais comumente usadas e recomendadas para pacientes com transtornos por uso de substância.

Tratamento Psicossocial para Transtornos por Uso de Substância:
Resumo

		TCC	EM	Terapia comportamental	TIP	Terapia familiar	Autoajuda/ 12 passos
Substância psicoativa	Álcool	X	X	X		X	X
	Opioide	X		X		X	X
	Nicotina	X	X	X			
	Estimulante	X		X			X
	THC		X	X			

TCC: terapia cognitivo-comportamental. EM: entrevista motivacional. Terapia comportamental: manejo de contingências, reforço da comunidade, exposição ao estímulo e relaxamento, terapia aversiva. TIP: terapia interpessoal. THC: delta-9-tetra-hidrocanabinol.

TABELA 9.1 Muitas das mesmas estratégias gerais são usadas para tratar a dependência de diferentes SPAs, e são apresentadas aqui. Essas técnicas são descritas em mais detalhes nas Figuras 9.1 a 9.6.

Terapia Cognitivo-comportamental

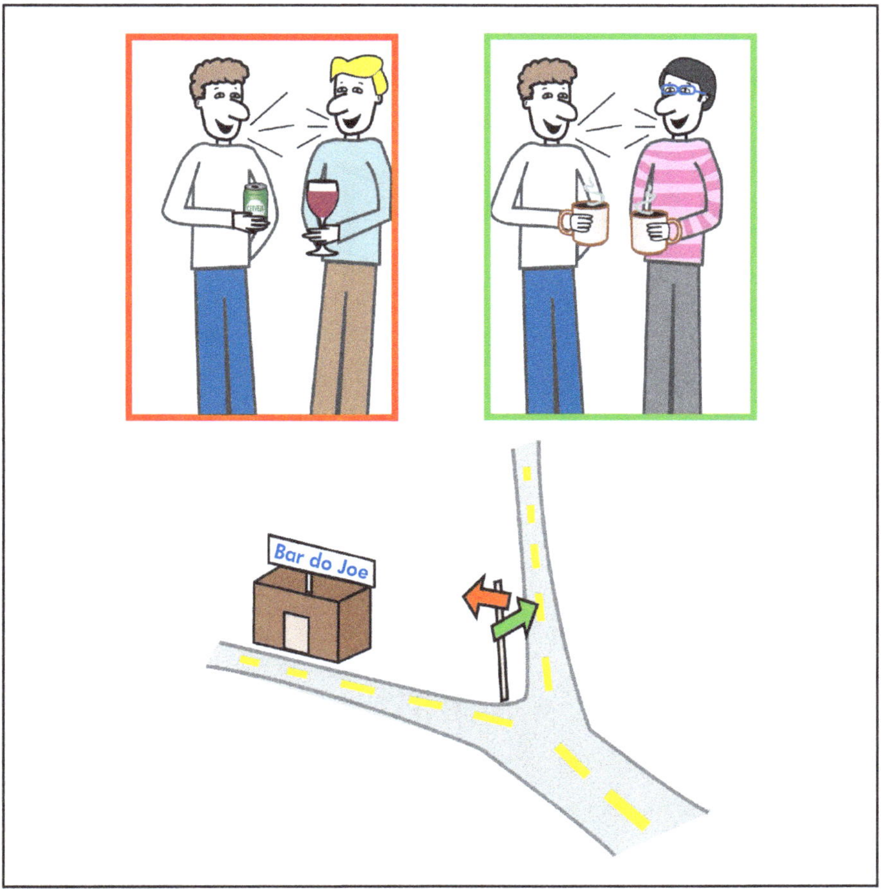

FIGURA 9.1 A terapia cognitivo-comportamental (TCC) está baseada na premissa de que nossos comportamentos se originam dos nossos pensamentos e crenças e, portanto, que pensamentos negativos podem levar a comportamento mal-adaptativo. A TCC é concebida para modificar os comportamentos, pensamentos e crenças que contribuem para o uso indevido e a dependência de substância. A TCC ajuda os pacientes a identificarem desencadeantes para uso de SPAs, como pessoas, lugares particulares ou mesmo emoções, e os ajuda a desenvolver técnicas para evitá-los ou enfrentá-los.

Terapia Comportamental

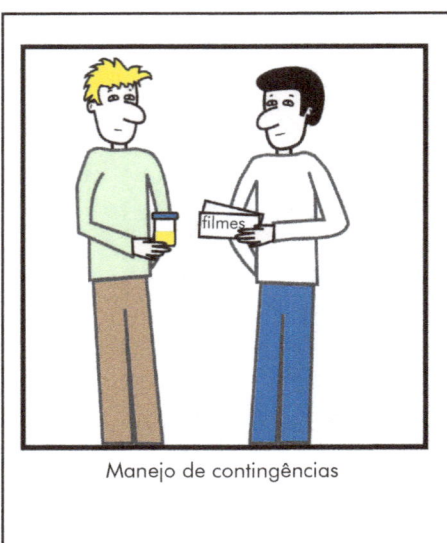

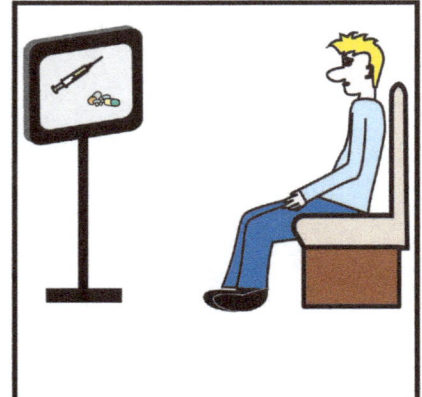

Manejo de contingências	Exposição a estímulos
Reforço da comunidade	Terapia aversiva

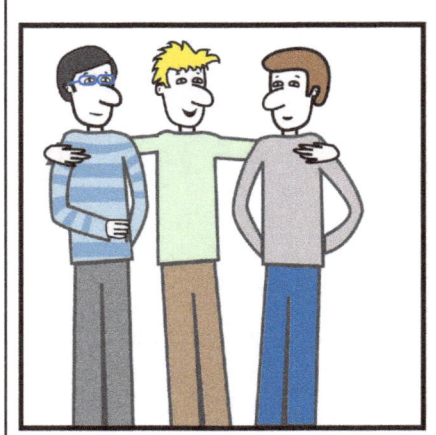

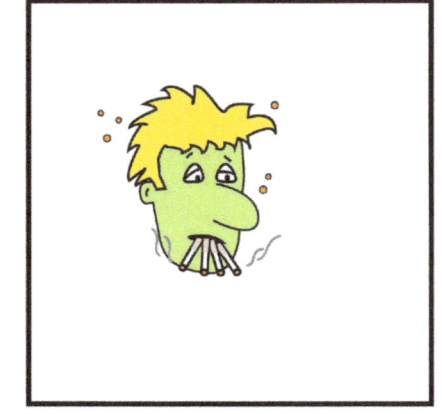

Terapia Comportamental (continuação)

FIGURA 9.2 As terapias comportamentais pretendem ajudar os pacientes a desaprenderem comportamentos prejudiciais (p. ex., uso de SPAs em excesso) e a aprenderem comportamentos alternativos (p. ex., frequentar sessões de terapia). Existem quatro tipos principais de terapia comportamental usados para transtornos por uso de substância: manejo de contingências, reforço da comunidade, exposição a estímulos e terapia aversiva.

O manejo de contingências em sido usado para inúmeras substâncias com potencial de dependência diferentes. Ele envolve incentivos para os comportamentos desejados (p. ex., frequentar sessões de terapia, adesão ao tratamento farmacológico), bem como as consequências negativas para comportamentos indesejados (p. ex., amostra de urina positiva). Os incentivos podem incluir cupons para itens que foram combinados.

O reforço da comunidade é concebido para recompensar pacientes com transtornos por uso de substância que se engajarem em atividades sóbrias positivas, tais como eventos familiares e sociais. Especificamente, o objetivo é ajudar a criar ou melhorar os fatores ambientais positivos que reforçam a sobriedade. O envolvimento da família e dos amigos é, portanto, um componente dessa terapia. O tratamento pode incluir aconselhamento matrimonial, aconselhamento ou treinamento ocupacional ou introdução em ambientes sociais livres de substância.

Na exposição a estímulos, os pacientes são expostos a estímulos que induzem fissura e antecipação da droga, mas são impedidos de obter a substância, com a ideia de que isso acabará levando à extinção da resposta de fissura condicionada. O treinamento de relaxamento pode ser incorporado para auxiliar no processo.

A terapia aversiva pretende eliminar comportamentos de uso de substância associando-os a uma situação desagradável (p. ex., fumar até o ponto de adoecer).*

---

*N. de R.T.: Tanto os métodos de exposição assistida quanto os de natureza aversiva carecem de sustentação científica e, por isso, sua aplicação, além de não ser consensual, é em geral desencorajada, ao contrário dos incentivos motivacionais e das estratégias de reforço comunitário – por exemplo, os ambientes livres de tabaco ou a construção de redes de apoio formadas por ex-usuários de SPAs – cuja eficácia vem sendo comprovada por diversos estudos.

Entrevista Motivacional

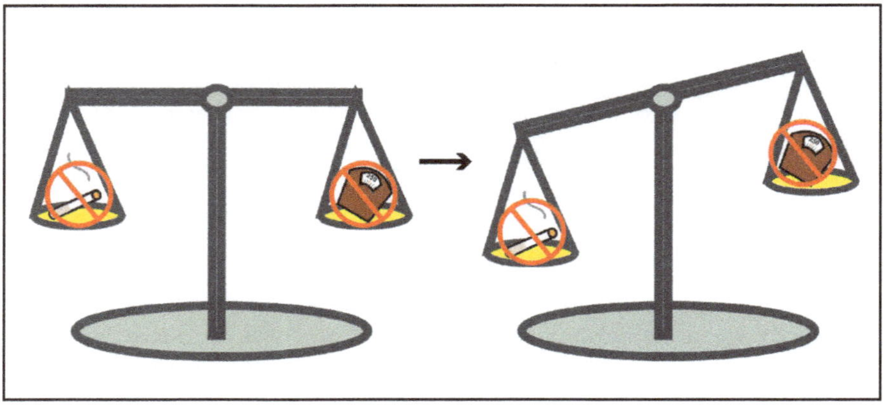

FIGURA 9.3 A entrevista motivacional (EM) é um aconselhamento focado no paciente com o objetivo direto de melhorar a motivação do indivíduo para mudança, ajudando-o a explorar e resolver a ambivalência (p. ex., "Quero parar de fumar, mas tenho medo de ganhar peso"). Embora originalmente tenha sido desenvolvida para ajudar os indivíduos com ingestão alcoólica problemática, ela pode ser usada no tratamento de pacientes com outras formas de abuso e dependência de substância. Na EM, o clínico é um facilitador, ajudando o paciente a identificar, articular e resolver sua ambivalência sem persuasão direta, confrontação ou coerção.

A EM pode ser adaptada a diversos formatos de terapia, nos quais o terapeuta usa o *feedback* para reforçar a motivação do paciente e o compromisso de mudar.

Terapia Interpessoal

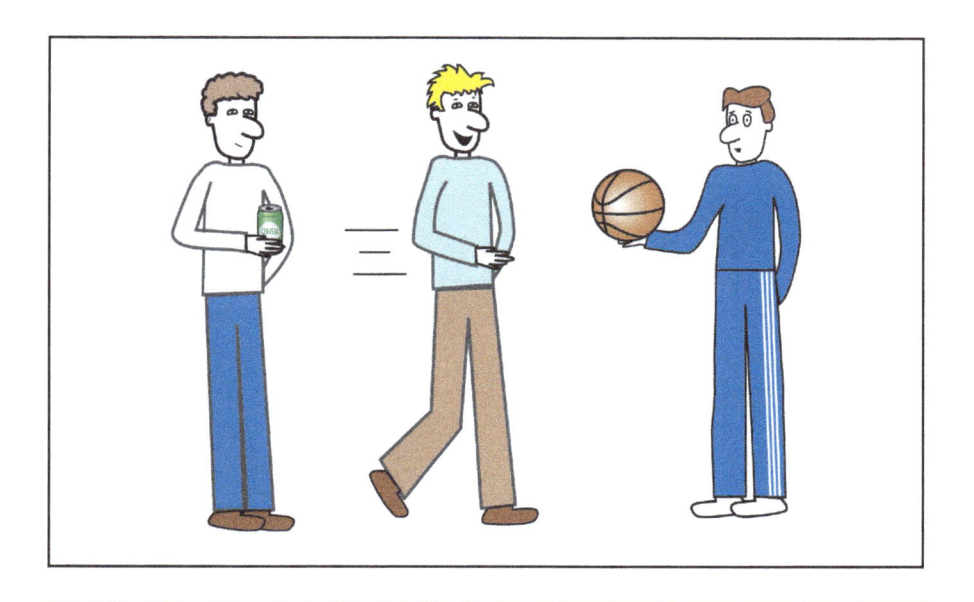

FIGURA 9.4 A terapia interpessoal (TIP) é usada para pacientes cujo transtorno por uso de substância pode estar relacionado a conflitos interpessoais. O objetivo é que os pacientes identifiquem relações disfuncionais e trabalhem para construir uma nova rede social capaz de conduzi-los a um estilo de vida sóbrio.

Terapia Familiar

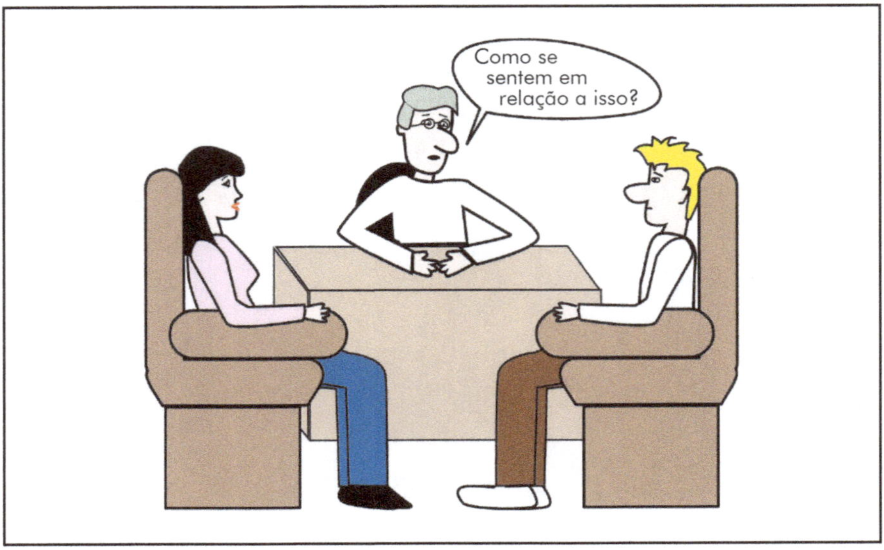

FIGURA 9.5 A terapia familiar fornece informações adicionais sobre o paciente (p. ex., adesão ao tratamento, ajustamento social, interação com pares que usam substância) e encoraja a família a apoiar o processo de abstinência dele. Também pode ajudar a melhorar as relações familiares. A terapia familiar pode melhorar a adesão e também a participação em outras formas de terapia. Esse pode ser um tratamento particularmente importante para adolescentes com transtorno por uso de substância.

Programas e Grupos de Mútua-ajuda Baseados nos 12 Passos

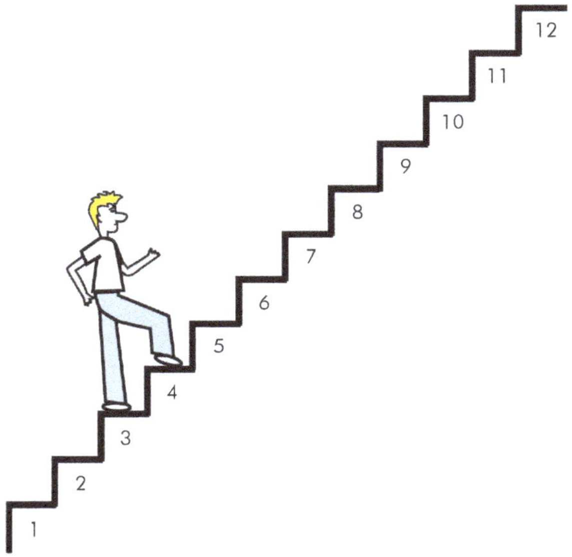

FIGURA 9.6 ▲ Os programas baseados nos 12 passos (PDP) consistem em uma abordagem estruturada, guiada por manual, para facilitar o início da recuperação do uso indevido ou da dependência de álcool e outras drogas. Seu propósito é ajudar os pacientes a aceitarem sua necessidade de abstinência estável e de participação em grupos de mútua-ajuda baseados nos 12 passos (como os Alcoólicos Anônimos, ou AA) como meio de se manterem livres da influência das SPAs. Essa abordagem é implementada individualmente em 12 a 15 sessões e está baseada nos 12 passos e nas tradições do AA.

Embora os grupos de mútua-ajuda baseados nos 12 passos possam ser muito benéficos para os pacientes com transtornos por uso de substância, esses programas estão fundamentados na premissa de que a dependência é uma doença em que os afetados não conseguem controlar o uso da droga. Como tal, eles em geral requerem a abstinência completa como objetivo. Isso pode representar um conflito para pacientes com transtorno por abuso de álcool que estão tentando atingir o consumo com risco reduzido.

Capítulo 10

Transtornos de Impulsividade e Compulsividade

Inúmeras condições que foram classificadas como transtornos de impulsividade ou compulsividade podem ser, hipoteticamente, associadas à atividade anormal dos sistemas de recompensa, assim como ocorre com a dependência de substâncias psicoativas (SPAs). Nesse sentido, tem havido grande interesse acerca da possibilidade de sobreposição sintomatológica e neurobiológica entre os transtornos relacionados ao consumo de SPAs, os transtornos do controle de impulsos (TCIs) e o transtorno obsessivo-compulsivo (TOC). Grande parte desse debate tem se dedicado a compreender se os transtornos até então classificados como TCIs devem ser considerados "adições comportamentais",* transtornos do espectro obsessivo-compulsivo ou, mesmo, se devem ser considerados transtornos independentes. Neste capítulo, examinaremos as semelhanças e diferenças entre os transtornos por uso de substância (TUSs) e as diversas dependências comportamentais/TCIs.

---

*N. de R.T.: O Manual diagnóstico e estatístico de transtornos mentais – quinta edição (DSM-5) passou a chamar "transtornos aditivos" todos os grupos de comportamentos repetitivos – também conhecidos como "dependências comportamentais" – que parecem capazes de ativar o sistema de recompensa, assim como as SPAs. Apenas para o transtorno do jogo há evidências científicas que comprovam tal relação. Outros padrões comportamentais de excesso, como dependência por sexo, exercício, compras, internet, entre outros, ainda carecem de mais estudos para serem incluídos como categorias específicas em novas edições do DSM. (American Psychiatric Association. Manual diagnóstico e estatístico de transtornos mentais, 5. ed. Porto Alegre: Artmed, 2014.)

TUSs vs. TCIs

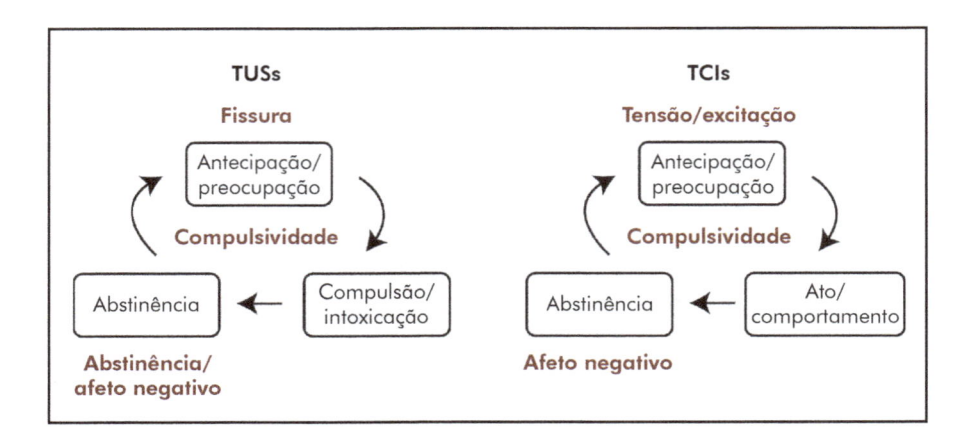

```
            TUSs                                TCIs
           Fissura                         Tensão/excitação
      ┌──────────────┐                   ┌──────────────┐
      │ Antecipação/ │                   │ Antecipação/ │
      │ preocupação  │                   │ preocupação  │
      └──────────────┘                   └──────────────┘
       Compulsividade                     Compulsividade
┌────────────┐   ┌──────────────┐  ┌────────────┐   ┌──────────────┐
│ Abstinência│ ← │  Compulsão/  │  │ Abstinência│ ← │     Ato/     │
│            │   │  intoxicação │  │            │   │ comportamento│
└────────────┘   └──────────────┘  └────────────┘   └──────────────┘
  Abstinência/                        Afeto negativo
  afeto negativo
```

FIGURA 10.1 No Capítulo 1, descrevemos a dependência como um transtorno de impulsividade e compulsividade, no qual o uso de droga, inicialmente impulsivo, progride para o uso compulsivo, movido pelo desejo de reduzir os sintomas negativos da abstinência (esquerda).

Essa conceitualização tem semelhanças óbvias com muitos transtornos que já foram considerados TCIs (p. ex., jogo patológico). Ou seja, os indivíduos com esses transtornos experimentam tensão e excitação em antecipação à realização do comportamento e humor disfórico (mas sem abstinência fisiológica) quando impedidos de realizá-lo (direita). Além disso, o prazer e a recompensa que eles inicialmente experimentam quando realizam o comportamento parecem diminuir com o passar do tempo, talvez precisando de aumento das "doses" (p. ex., jogar quantias mais elevadas de dinheiro) para atingirem os mesmos efeitos (comparável à tolerância).

Critérios do DSM para TUSs:
Aplicáveis aos TCIs?

Padrão problemático de uso de substância levando a comprometimento/sofrimento significativo
(2 ou mais dos seguintes em 12 meses; 2-3 = moderado, >3 = grave)

- Uso recorrente acarretando fracasso em cumprir obrigações importantes
- Uso recorrente em situações de perigo
- Uso continuado apesar de problemas sociais recorrentes ou persistentes causados ou exacerbados pelos efeitos da substância
- Tolerância
- Abstinência
- Consumido em quantidades maiores ou por períodos mais longos do que o pretendido
- Desejo persistente ou esforços malsucedidos de controlar, reduzir ou parar
- Grande parte do tempo gasto obtendo, usando ou se recuperando
- Atividades importantes abandonadas ou reduzidas devido ao uso de substância
- Uso continuado apesar da consciência de problema físico ou psicológico que tende a ser causado ou exacerbado pela substância
- Fissura ou forte desejo de usar a substância

FIGURA 10.2 As semelhanças entre TUSs e TCIs também estão evidentes nos critérios para TUSs. Muitos TCIs são caracterizados pelo uso continuado apesar das consequências adversas, fissura anterior ao comportamento, abstinência (embora não fisiológica) tolerância e esforços malsucedidos para parar.

Outras características comuns entre TUSs e TCIs incluem o início em idade precoce, sobreposição da neurobiologia (em particular, evidências de envolvimento da área tegmentar ventral e o *nucleus accumbens*, bem como dopamina, serotonina, glutamato e opioides), uma possível relação genética (apoiada por um pequeno número de estudos familiares controlados) e resposta a algum dos mesmos tratamentos (naltrexona, sugerindo o envolvimento do opioide mu; N-acetilcisteína [NAC], sugerindo o envolvimento do glutamato). Também existem altos índices de co-ocorrência entre vários TUSs e TCIs.

Classificação Inicialmente Proposta pelo DSM-5 para os Transtornos Impulsivos/Compulsivos

Transtornos por uso de substância e transtornos aditivos	Transtornos disruptivos, do controle de impulsos e da conduta	Transtornos sexuais	Transtornos obsessivo-compulsivos e relacionados
Transtorno do jogo	Piromania	Transtorno hipersexual	Transtorno de arrancar o cabelo (tricotilomania)
	Cleptomania		Transtorno de escoriação
	Transtorno explosivo intermitente		

TABELA 10.1 Embora haja algumas evidências em apoio ao conceito de dependência comportamental, permanece a controvérsia que discute se as evidências são suficientemente fortes para justificar a classificação de certos comportamentos como tais. Esse debate foi particularmente evidente quando os especialistas trabalharam para desenvolver o DSM-5. As categorias possíveis sugeridas para os TCIs foram "dependência comportamental e por uso de SPAs" e "transtornos impulsivo-compulsivos". Também foi considerada a inclusão de alguns TCIs em uma categoria de TOC devido a algumas semelhanças aparentes.

Ao final, o *Manual* apresentou as seguintes alterações:

1. O jogo patológico foi renomeado "transtorno do jogo" e passou a fazer parte da seção "Transtornos relacionados a substâncias e transtornos aditivos".
2. Piromania, cleptomania e transtorno explosivo intermitente (TEI) também mudaram do grupo dos TCIs para os "Transtornos disruptivos, do controle de impulsos e da conduta".
3. O transtorno hipersexual – coloquialmente conhecido como "compulsão por sexo" – não foi incluído na versão final do DSM-5.
4. A tricotilomania passou a ser chamada "transtorno de arrancar o cabelo", sendo transferida para a seção "Transtornos obsessivo-compulsivos e transtornos relacionados".
5. O transtorno de escoriação foi acrescido ao *Manual*, na seção "Transtornos obsessivo-compulsivos e transtornos relacionados".

Outros comportamentos impulsivos foram considerados, mas não foram incluídos na versão final do DSM-5, como compras compulsivas, bronzeamento excessivo, uso do computador/jogar *videogame*, dependência de internet e dependência alimentar.

Transtorno do Jogo

Comportamento de jogo mal-adaptativo, conforme indicado por 5 ou mais dos seguintes:

- Preocupação com o jogo
- Necessidade de apostar quantias de dinheiro cada vez maiores a fim de atingir a excitação desejada
- Esforços malsucedidos de controlar, reduzir ou interromper o hábito de jogar
- Inquietude ou irritabilidade quando tenta controlar, reduzir ou interromper o hábito de jogar
- Joga para escapar de problemas ou aliviar humor disfórico
- Após perder dinheiro no jogo, frequentemente volta outro dia para ficar quite ("recuperar o prejuízo")
- Mente para esconder a extensão de seu envolvimento com o jogo
- Prejudicou ou perdeu um relacionamento significativo ou uma oportunidade em razão do jogo
- Depende de outras pessoas para obter dinheiro a fim de saldar situações financeiras causadas pelo jogo

---

FIGURA 10.3 O jogo patológico constava como um TCI no DSM desde 1980. Agora, no DSM-5, foi renomeado como Transtorno do Jogo e transferido para a categoria "Transtornos relacionados a substâncias e transtornos aditivos", sendo o único transtorno não relacionado à substância nessa categoria.

É óbvio, quando se consideram os critérios diagnósticos para transtorno do jogo (os quais continuam os mesmos, exceto pela remoção do item referente a atos ilegais), que existem fortes semelhanças entre os TUSs e o jogo patológico. Isso está fundamentado em dados que demonstram que esse transtorno envolve repetidos esforços malsucedidos de interromper ou restringir o hábito de jogar, abstinência psicológica (irritabilidade, inquietação) quando não joga, tolerância (apostar quantias de dinheiro cada vez maiores) e diminuição na capacidade de resistir ao impulso de jogar apesar das consequências adversas.

Estudos do tratamento para jogo patológico sugerem uma relação mecanicista com os TUSs. Os dados mais consistentes são para os antagonistas dos receptores opioides mu naltrexona e nalmefene. Também existe um estudo positivo do lítio em usuários de SPAs que têm comorbidade com transtorno bipolar. Os antipsicóticos não demonstraram eficácia, e dados para os inibidores seletivos da recaptação de serotonina (ISRSs) são variados. Os tratamentos psicossociais, incluindo terapia cognitivo-comportamental (TCC), entrevista motivacional (EM) e programas baseados nos 12 passos (PDP), também podem ser benéficos.

Piromania e Cleptomania

Piromania

Tensão/excitação

Antecipação/preocupação → Ato/comportamento → Abstinência → (volta ao início)

Prazer/alívio

Cleptomania

Tensão

Antecipação/preocupação → Ato/comportamento → Abstinência → (volta ao início)

Prazer/alívio

Insônia, agitação, irritabilidade

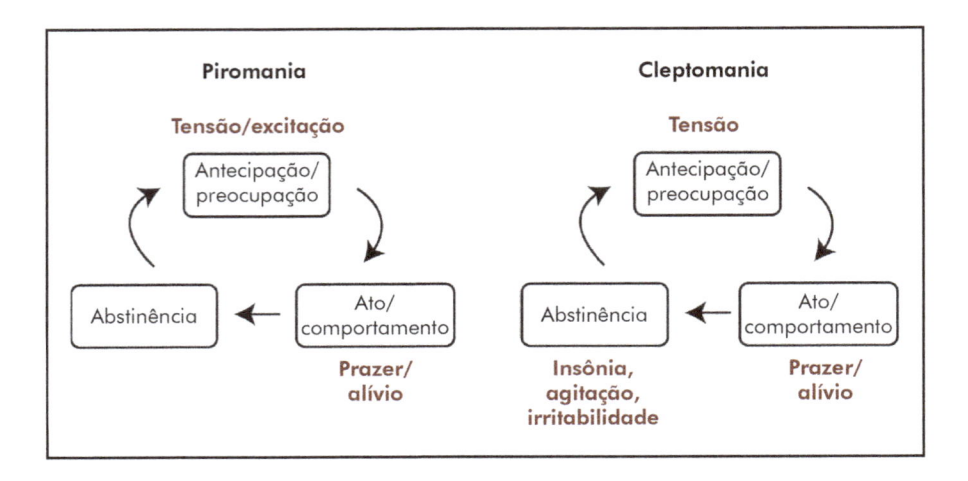

FIGURA 10.4 A piromania e a cleptomania pertencem ao grupo dos "Transtornos disruptivos, do controle de impulsos e da conduta" do DSM-5. Esses dois transtornos envolvem tensão e/ou excitação antes de cometer o ato, alívio ou prazer após este e (não considerado parte dos critérios formais) desconforto quando tenta interromper o comportamento. Assim, existem paralelos com os TUSs. Entretanto, nenhum dos dois transtornos foi amplamente estudado e a associação entre eles e os TUSs é um tanto teórica neste momento. A naltrexona demonstrou eficácia preliminar no tratamento de cleptomania, e existem evidências de que a TCC também pode ser efetiva.

Transtorno Explosivo Intermitente e Agressão Impulsiva

Transtorno explosivo intermitente

Episódios discretos severos de falha em resistir aos impulsos agressivos que resultam em sérios atos de agressão ou destruição de propriedade

Grau de agressividade expresso é grosseiramente desproporcional aos estressores psicossociais precipitantes

Os episódios agressivos não são mais bem explicados por outro transtorno mental ou uma condição médica geral, e não são atribuíveis aos efeitos fisiológicos diretos de uma substância

---

FIGURA 10.5 Assim como a piromania e a cleptomania, o transtorno explosivo intermitente (TEI) pertence ao grupo "Transtornos disruptivos, do controle de impulsos e da conduta" do DSM-5. O TEI é caracterizado pela falha em resistir aos impulsos agressivos que resultam em agressão séria ou destruição de propriedade. A agressão é desproporcional à provocação, não é premeditada e não é explicada por outra condição ou pelos efeitos diretos de uma substância.

A agressão impulsiva é precipitada por um desencadeante, geralmente um estressor que invoca emoções negativas, e envolve altos níveis de excitação autonômica. Não há evidência de uma progressão da impulsividade para a compulsividade no TEI ou na agressão impulsiva em geral, e esse transtorno não é considerado uma forma de dependência. Existe, no entanto, uma relação indireta entre agressão impulsiva e uso de substâncias, pois tanto a intoxicação aguda pela droga quanto a dependência aumentam de modo considerável o risco para tal comportamento. Embora a agressão impulsiva não seja diretamente regulada pelo sistema de recompensa, o que se sabe a respeito de sua neurobiologia sugere que existem sobreposições e que as alterações que ocorrem com a dependência podem conferir maior risco para agressão impulsiva.

Agressão Impulsiva

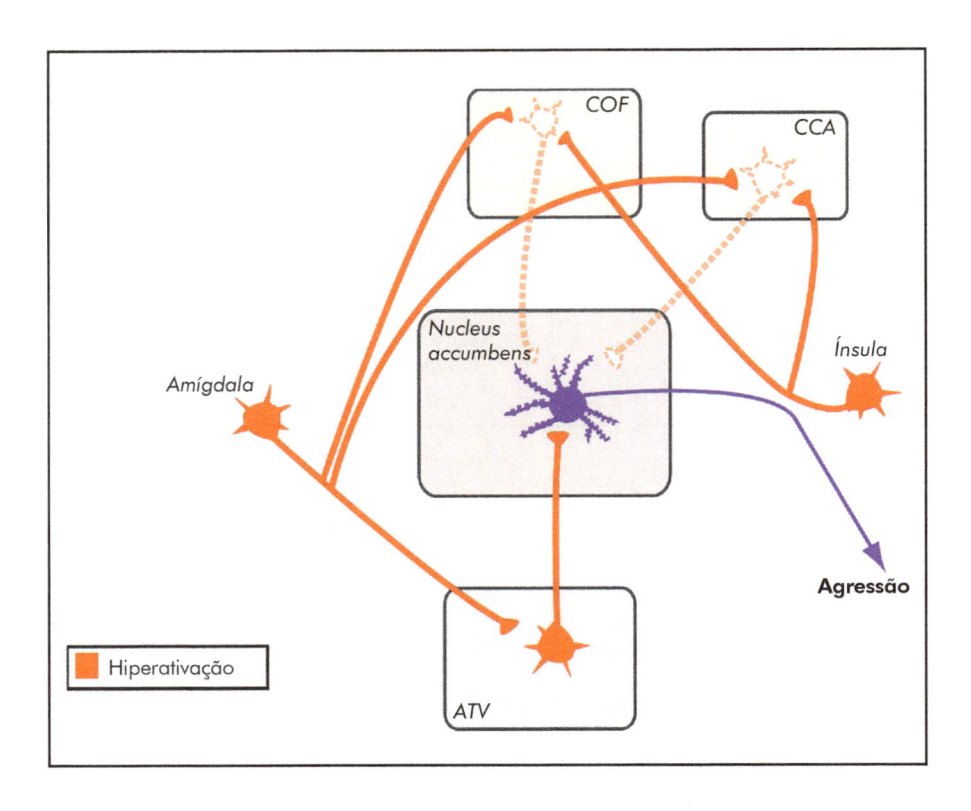

Agressão Impulsiva (continuação)

FIGURA 10.6 Do ponto de vista da neurobiologia, a agressão impulsiva patológica parece ocorrer na presença de um desequilíbrio entre os sinais "ascendentes" provenientes da amígdala e da ínsula, e os controles "descendentes" provenientes do córtex orbitofrontal (COF) e do córtex cingulado anterior (CCA). Isto é, a amígdala e a ínsula interpretam os estímulos recebidos em relação ao condicionamento emocional passado codificado na amígdala e usam essa informação para desencadear "impulsos". O COF e o CCA, por sua vez, regulam a reação a esses impulsos com base em uma avaliação de recompensa e punição. Vários neuromoduladores regulam essas regiões cerebrais, incluindo serotonina, norepinefrina, dopamina, ácido gama-aminobutírico (GABA), glutamato, acetilcolina e neuropeptídeos. Desses, a serotonina é a mais fortemente implicada na regulação da agressão.

O desequilíbrio no circuito cerebral ascendente/descendente pode ocorrer devido à hipoatividade do córtex pré-frontal e/ou hiperatividade das regiões límbicas, como é visto na dependência de substâncias. Portanto, não é de causar surpresa que a intoxicação por substâncias e a dependência aumentem o risco de agressão impulsiva. Na verdade, a presença de uso indevido de substância, psicose e um transtorno da personalidade é a pior combinação em termos de risco de agressão impulsiva.

Embora as pesquisas diretas sobre os feitos do tratamento para agressão sejam limitadas, existem alguns dados sugerindo a eficácia de vários agentes psicotrópicos, apoiados por mecanismos neurobiológicos teóricos. Os inibidores da recaptação de serotonina (IRSs) intensificam a inibição pré-frontal da atividade límbica, aumentando a disponibilidade de serotonina no COF. Os estabilizadores do humor anticonvulsivantes, muitos dos quais afetam os neurotransmissores GABA e/ou glutamato, podem reduzir a irritabilidade límbica. Os antipsicóticos atípicos podem reduzir a estimulação dopaminérgica subcortical via antagonismo dos receptores de dopamina tipo 2 e aumentam a inibição pré-frontal via antagonismo dos receptores de serotonina tipo 2A. Evidências clínicas atuais sugerem que a clozapina e altas doses de antipsicóticos atípicos podem ser os tratamentos mais eficazes para agressão. Outros agentes psicotrópicos também são capazes de mediar a agressividade e incluem os estimulantes, que podem aumentar a inibição frontal, e os opioides, que podem reduzir o impulso.

Transtorno Hipersexual

Nos últimos 6 meses, fantasias sexuais intensas e recorrentes, fortes desejos e comportamentos em associação com 4 ou mais dos seguintes itens:

- Tempo excessivo consumido por fantasias e impulsos sexuais, planejando e se envolvendo em comportamento sexual
- Engajamento repetitivo nessas fantasias, impulsos e comportamentos sexuais em resposta a estados de humor disfórico
- Engajamento repetitivo nessas fantasias, impulsos e comportamentos sexuais em resposta a eventos penosos na vida
- Esforços repetitivos, porém malsucedidos para controlar ou reduzir essas fantasias, impulsos e comportamentos sexuais
- Engajamento repetitivo em comportamento sexual, ao mesmo tempo desconsiderando o risco de dano físico ou emocional a si e aos outros

Deve haver sofrimento pessoal ou prejuízo clinicamente significativo em áreas importantes do funcionamento associados a frequência e intensidade dessas fantasias, impulsos e comportamentos sexuais.

FIGURA 10.7 O transtorno hipersexual não foi incluído na versão final do DSM-5. Variações do transtorno hipersexual já existiam no DSM desde a terceira edição, e tal condição foi conceitualizada por diferentes especialistas como um transtorno obsessivo-compulsivo, um TCI, um comportamento sexual "fora de controle" ou uma dependência sexual. Embora os critérios sugeridos do DSM-5 para transtorno hipersexual tivessem muito em comum com os critérios para um TUS, ele seria alocado como parte da seção "Transtornos sexuais".

O tratamento para transtorno hipersexual não foi rigorosamente estudado, mas pode incluir métodos psicossociais e farmacológicos. Antiandrogênios, ISRSs e TCC demonstraram eficácia em ensaios pequenos.

Uso Excessivo da Internet e Outros Transtornos Impulsivos/Compulsivos

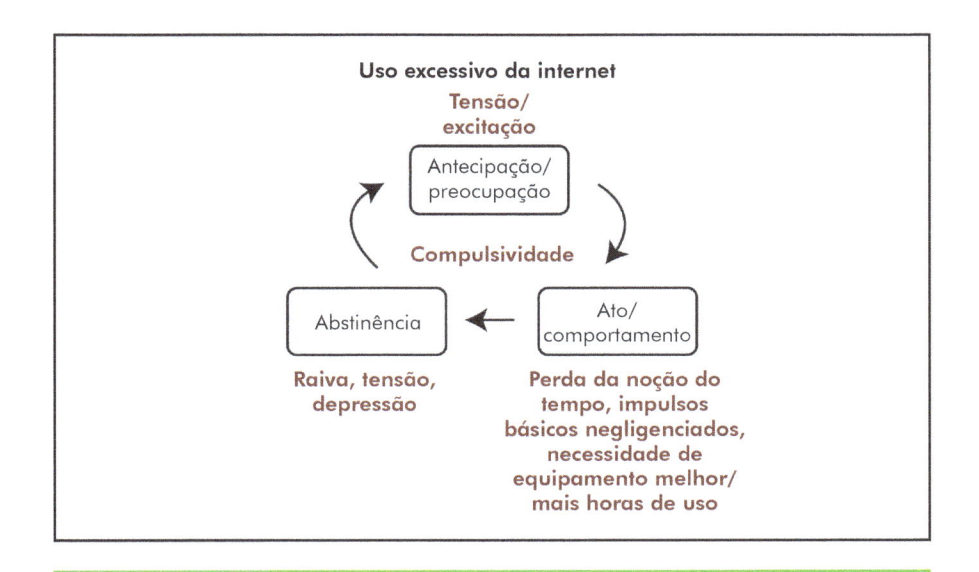

```
                    Uso excessivo da internet
                          Tensão/
                          excitação
                      ┌──────────────┐
                   ┌─►│ Antecipação/ │──┐
                   │  │ preocupação  │  │
                   │  └──────────────┘  │
                   │                    ▼
                     Compulsividade
      ┌────────────┐         ┌──────────────┐
      │ Abstinência│ ◄────── │     Ato/     │
      └────────────┘         │ comportamento│
                             └──────────────┘
      Raiva, tensão,          Perda da noção do
        depressão              tempo, impulsos
                             básicos negligenciados,
                                necessidade de
                             equipamento melhor/
                              mais horas de uso
```

FIGURA 10.8 São limitados os dados existentes referentes ao curso, à neurobiologia e à resposta ao tratamento para uso excessivo da internet, e essa condição não é reconhecida atualmente como um diagnóstico formal. Os estudos que existem possuem diferenças metodológicas, incluindo como é definida a dependência de internet, que tornam seus resultados difíceis de ser interpretados. Os sintomas que foram observados incluem uso exagerado associado a perda de tempo ou negligência de necessidades básicas; abstinência psicológica caracterizada por raiva, tensão ou depressão quando negado o acesso a um computador; tolerância, indicada pela necessidade de um equipamento melhor ou mais horas de uso; e efeitos sociais e ocupacionais adversos.

Não existem tratamentos baseados em evidências para dependência de internet. Quando é tratada, geralmente são usados métodos psicossociais como a TCC.

Da mesma forma que o uso excessivo da internet, também existem dados limitados referentes à dependência de computador/*videogame*, compras compulsivas e bronzeamento exagerado, e continua o debate se devem ser classificados como transtornos aditivos, transtornos do espectro obsessivo-compulsivo ou em outra categoria.

Dependência Alimentar

Dependência alimentar

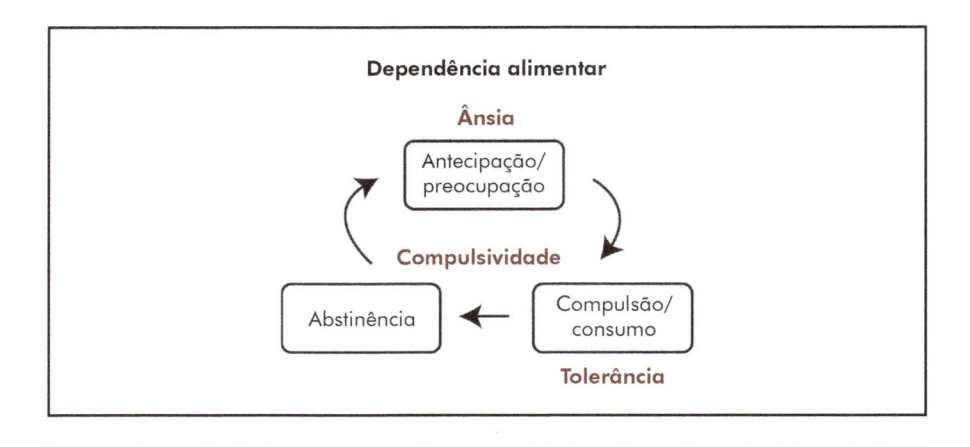

- Ânsia: Antecipação/preocupação
- Compulsividade
- Compulsão/consumo
- Abstinência
- Tolerância

FIGURE 10.9 Assim como as SPAs, os alimentos têm efeitos reforçadores poderosos, pois os circuitos que regulam os efeitos recompensadores de ambos se sobrepõem. Além disso, evidências sugerem que as alterações neurobiológicas associadas à progressão para o uso compulsivo de drogas e a dependência também são vistas em indivíduos com comportamentos de compulsão alimentar. Quando expostas a sugestões de comida, pessoas com obesidade, se comparadas a pessoas magras, apresentam aumento da ativação nas regiões que processam o paladar. Em contraste, indivíduos obesos apresentam ativação reduzida do sistema de recompensa durante o próprio consumo alimentar. Isso é análogo à ânsia e à tolerância em pacientes com TUSs. Também ocorre redução na ativação do córtex pré-frontal em pacientes com obesidade, assim como em pacientes com dependência de SPAs, o que sugere prejuízo no sistema reativo de recompensa.

APESAR DAS evidências que sugerem que TUSs e obesidade apresentam disfunções neurobiológicas sobrepostas, a dependência alimentar não é proposta atualmente como uma dependência no DSM-5.

Transtorno de Arrancar o Cabelo, de Escoriação e TOC

Transtorno de arrancar o cabelo	Transtorno de escoriação
Arrancar o cabelo de forma recorrente, resultando em perda capilar.	Beliscar a pele de forma recorrente, resultando em lesões.
O ato de arrancar o cabelo causa sofrimento clinicamente significativo ou prejuízo funcional.	O ato de beliscar a pele causa sofrimento clinicamente significativo ou prejuízo funcional.
O ato de arrancar o cabelo não se deve a efeitos fisiológicos de uma substância ou outra condição médica.	O ato de beliscar a pele não se deve aos efeitos fisiológicos de uma substância ou a outra condição médica.
O ato de arrancar o cabelo não é mais bem explicado pelos sintomas de outro transtorno mental.	O ato de beliscar a pele não é mais bem explicado pelos sintomas de outro transtorno mental.

FIGURA 10.10 A tricotilomania, outrora classificada como um TCI no DSM-IV-TR, foi incluída, no DSM-5, na categoria "Transtornos obsessivo-compulsivos e transtornos relacionados". Os critérios B (tensão crescente antes de arrancar o cabelo) e C (prazer ou alívio ao arrancar o cabelo) foram removidos e reformulados, pois os dados clínicos não apoiavam a utilidade diagnóstica desses quesitos. Ou seja, embora esses sintomas ocorram em muitos pacientes com tricotilomania, nem todos eles os experimentam, tampouco são distinguíveis os considerando.

O transtorno de escoriação também passou a ser incluído nos "Transtornos obsessivo-compulsivos e transtornos relacionados", com critérios que são semelhantes aos do transtorno de arrancar o cabelo (tricotilomania).

Resumo

- Um transtorno por uso de substância (TUS) pode ser conceitualizado como uma progressão de um transtorno impulsivo para um transtorno compulsivo.

- Essa progressão está ligada a alterações não só na dopamina e no sistema de recompensa, mas também de outros neurotransmissores e circuitos envolvidos na memória, na motivação, na função executiva e no estresse.

- O sistema opioide é fundamental nos TUSs, pois medeia a avaliação hedônica de recompensas naturais e também parece ter um papel no reforço da droga para inúmeras substâncias.

- O manejo dos TUSs pode diferir por substância, mas em geral envolve tratamento psicossocial e farmacológico.

- As substâncias com tratamentos farmacológicos baseados em evidência são álcool, nicotina e opioides.

- Embora haja algumas evidências que apoiam o conceito de "adição comportamental", permanece a controvérsia se as evidências são suficientemente fortes para justificar a classificação de certos comportamentos como dependência.

- Somente o jogo patológico foi reclassificado como um transtorno aditivo.

Abreviações

ACh	Acetilcolina	LSD	Dietilamida do ácido lisérgico
ADT	Antidepressivo tricíclico	MDMA	3,4-metileno-dioximetanfetamina
AMPA	Ácido alfa amino-3-hidroxi--5-metil-4-isoxazolepropiônico	MDPV	Metileno-dioxipirovalerona
		mGlur	Receptor metabotrópico de glutamato
ATV	Área tegmentar ventral		
AUDIT	Teste de Identificação de Problemas Relacionados ao Uso de Álcool	MOR	Receptor opioide mu
		NAc	*Nucleus accumbens*
		NE	Norepinefrina
BDZ	Benzodiazepínico	NIAAA	National Institute on Alcohol Abuse and Alcoholism
CB	Canabionoide		
CCA	Córtex cingulado anterior	NMDA	N-metil-D-aspartato
CCSV	Canal de cálcio sensível à voltagem	NPY	Neuropeptídeo Y
		PCP	Fenciclidina
5HT	Serotonina	PLP	Potenciação a longo prazo
CocE	Esterase cocaína	POMC	Pró-opiomelanocortina
COF	Córtex orbitofrontal	PPT/TLD	Pedunculopontina e núcleo tegmentar laterodorsal
CPF	Córtex pré-frontal		
CPFDL	Córtex pré-frontal dorsolateral	SAA	Síndrome de abstinência do álcool
CPFVM	Córtex pré-frontal ventromedial	SERT	Transportador de serotonina
CRF	Fator liberador de corticotrofina	TCI	Transtorno do controle de impulsos
DA	Dopamina		
DAT	Transportador de dopamina	TEI	Transtorno explosivo intermitente
DMT	Dimetiltriptamina		
DOM	2,5-dimetoxi-4-metilanfetamina	THC	Delta-9-tetra-hidrocanabinol
DSM	Manual diagnóstico e estatístico de transtornos mentais	TIP	Terapia interpessoal
		TOC	Transtorno obsessivo-compulsivo
EM	Entrevista motivacional		
GABA	Ácido gama-aminobutírico	TRN	Terapia de reposição de nicotina
Glu	Glutamato	TUS	Transtorno por uso de substância
ISRS	Inibidor seletivo da recaptação de serotonina	VMAT	Transportador de monoamina vesicular
LC	Lócus cerúleo		

Referências

Alvarez Y, Farre M, Fonseca F, Torrens M. Anticonvulsant drugs in cocaine dependence: a systematic review and meta-analysis. J Subst Abuse Treatment 2010;38(1):66-73.

Amato L, Minozzi S, Pani PP et al. Dopamine agonists for the treatment of cocaine dependence. Cochrane Database Syst Rev 2011;12:CD003352.

Ambrogne JA. Reduced-risk drinking as a treatment goal: what clinicians need to know. J Subst Abuse Treatment 2002;22(1):45-53.

American Psychiatric Association. Practice guideline for the treatment of patients with substance use disorders, second edition. Am J Psychiatry 2007;164(4):1-86.

Aolanki DR, Koyyalagunta D, Shah RV, Silverman S, Manchikanti L. Monitoring opioid adherence in chronic pain patients: assessment of risk of substance issues. Pain Physician 2011;14:E119-31.

Bowden-Jones H, Clark L. Pathological gambling: a neurobiological and clinical update. Br J Psychiatry 2011;199:87-9.

Chen BT, Hopf FW, Bonci A. Synaptic plasticity in the mesolimbic system: therapeutic implications for substance abuse. Ann NY Acad Sci 2010;1187:129-39.

Coccaro EF. Intermittent explosive disorder: development of integrated research criteria for Diagnostic and Statistical Manual of Mental Disorders, Fifth Edition. Compr Psychiatry 2011;52(2):119-25.

Collins GT, Narasimhan D, Cunningham AR et al. Long-lasting effects of a PEGylated mutant cocaine esterase (CocE) on the reinforcing and discriminative stimulus effects of cocaine in rats. Neuropsychopharmacology 2012;37(5):1092-103.

Crane R. The most addictive drug, the most deadly substance: smoking cessation tactics for the busy clinician. Prim Care Clin Office Pract 2007;34:117-35.

Czoty PW, Roberts DSC. Thinking outside the synapse: pharmacokinetic based medications for cocaine addiction. Neuropsychopharmacology 2012;37:1079-80.

Dalley JW, Everitt BJ, Robbins TW. Impulsivity, compulsivity, and top-down cognitive control. Neuron 2011;69:680-94.

Deadwyler SA. Electrophysiological correlates of abused drugs: relation to natural rewards. Ann NY Acad Sci 2010;1187:140-7.

Dodrill CL, Helmer DA, Kosten TR. Prescription pain medication dependence. Am J Psychiatry 2011;168(5):466-71.

Ebbert JO, Croghan IT, Sood A, Schroeder DR, Hays JT, Hurt RD. Varenicline and bupropion sustained-release combination therapy for smoking cessation. Nicotine Tobacco Res 2009;11(3):234-9.

Edens E, Massa A, Petrakis I. Novel pharmacological approaches to drug abuse treatment. Curr Top Behav Neurosci 2010;3:343-86.

el-Guebaly N, Mudry T, Zohar J, Tavares H, Potenza MN. Compulsive features in behavioral addictions: the case of pathological gambling. Addiction 2011;Epub ahead of print.

Everitt BJ, Belin D, Economidou D et al. Neural mechanisms underlying the vulnerability to develop compulsive drug-seeking habits and addiction. Philos Trans Royal Soc B 2008;363:3125-35.

Everitt BJ, Robbins TW. Neural systems of reinforcement for drug addiction: from actions to habits to compulsion. Nat Neurosci 2005;8(11):1481-9.

Feltenstein MW, See RE. The neurocircuitry of addiction: an overview. Br J Pharmacol 2008;154:261-74.

Figee M, Vink M, de Geus F et al. Dysfunctional reward circuitry in obsessive-compulsive disorder. Biol Psychiatry 2011;69:867-74.

Fontenelle LF, Oostermeijer S, Harrison BJ, Pantelis C, Yucel M. Obsessive-compulsive disorder, impulse control disorders and drug addiction: common features and potential treatments. Drugs 2011;71(7):827-40.

Garcia FD, Thibaut F. Sexual addictions. Am J Drug Alcohol Abuse 2010;36:254-60.

George O, Koob GF. Individual differences in prefrontal cortex function and the transition from drug use to drug dependence. Neurosci Biobehav Ver 2010;35:232-47.

Gerrits MAFM, Lesscher HBM, van Ree JM. Drug dependence and the endogenous opioid system. Eur Neuropsychopharmacol 2003;13:424-34.

Goldstein RZ, Volkow ND. Dysfunction of the prefrontal cortex in addiction: neuroimaging findings and clinical implications. Nat Rev Neurosci 2011;12(11):652-69.

Grant JE, Odlaug BL, Kim SW. Kleptomania: clinical characteristics and relationship to substance use disorders. Am J Drug Alcohol Abuse 2010;36:291-5.

Grant JE, Potenza MN, Weinstein A, Gorelick DA. Introduction to behavioral addictions. Am J Drug Alcohol Abuse 2010;36:233-41.

Hays JT, Ebbert JO, Sood A. Treating tobacco dependence in light of the 2008 US Department of Health and Human Services clinical practice guideline. Mayo Clin Proc 2009;84(8):730-5.

Heinz AJ, Beck A, Meyer-Lindenberg A, Sterzer P, Heinz A. Cognitive and neurobiological mechanisms of alcohol-related aggression. Nat Rev Neurosci 2011;12(7):400-13.

Hinic D. Problems with 'internet addiction' diagnosis and classification. Psychiatria Danubina 2011;23(2):145-51.

Jatlow P, Mccance EF, Bradberry CW, Elsworth JD, Taylor JR, Roth RH. Alcohol plus cocaine: the whole is more than the sum of its parts. Ther Drug Monitoring 1996;18(4):460-4.

Kafka MP. Hypersexual disorder: a proposed diagnosis for DSM-V. Arch Sex Behav 2010; 39(2):377–400.

Kalivas PW. The glutamate homeostasis hypothesis of addiction. Nat Rev Neurosci 2009;10:561-72.

Kauer JA, Malenka RC. Synaptic plasticity and addiction. Nat Rev Neurosci 2007;8:844-58.

Koob GF. Dynamics of neuronal circuits in addiction: reward, antireward, and emotional memory. Pharmacopsychiatry 2009;42(suppl 1):S32-41.

Koob GF, Le Moal M. Addiction and the brain antireward system. Annu Ver Psychol 2008;59:29-53.

Koob GF, Simon EJ. The neurobiology of addiction: where we have been and where we are going. J Drug Issues 2009;39(1):115-32.

Koob GF, Volkow ND. Neurocircuitry of addiction. Neuropsychopharmacol 2010;35:217-38.

Kourosh AS, Harrington CR, Adinoff B. Tanning as a behavioral addiction. Am J Drug Alcohol Abuse 2010;36:284-90.

Large M, Sharma S, Compton MT, Slade T, Nielssen O. Cannabis use and earlier onset of psychosis: a systematic meta-analysis. Arch Gen Psychiatry 2011;68(6):555-61.

Lejoyeux M, Weinstein A. Compulsive buying. Am J Drug Alcohol Abuse 2010;36:248-53.

Le Merrer J, Becker JAJ, Befort K, Kieffer BL. Reward processing by the opioid system in the brain. Physiol Rev 2009;89:1379-1412.

Martin-Fardon R, Zorrilla EP, Ciccocioppo R, Weiss F. Role of innate and drug-induced dysregulation of brain stress and arousal systems in addiction: focus on corticotropin-releasing factor, nociceptin/orphanin FQ, and orexin/hypocretin. Brain Res 2010;1314:145-61.

McCance EF, Price LH, Kosten TR, Jatlow PI. Cocaethylene: pharmacology, physiology and behavioral effects in humans. J Pharmacol Exp Ther 1995;274(1):215-23.

McCance-Katz EF, Kosten TR, Jatlow P. Concurrent use of cocaine and alcohol is more potent and potentially more toxic than use of either alone – a multiple dose study. Biol Psychiatry 1998;44(4):250-9.

National Institute on Alcohol Abuse and Alcoholism. Available at: http://www. niaaa. nih.gov.

Nicholls L, Bragaw L, Ruetsch C. Opioid dependence treatment and guidelines. J Managed Care Pharm 2010;16(1-b):S14-21.

Odlaug BL, Grant JE. Pathologic skin picking. Am J Drug Alcohol Abuse 2010;36: 296-303.

Pani PP, Trogu E, Vecchi S, Amato L. Antidepressants for cocaine dependence and problematic cocaine use. Cochrane Database Syst Ver 2011;12:CD002950.

Physician's desk reference. Montvale, NJ: Thomson PDR;2010.

Piper ME, Smith SS, Schlam TR et al. A randomized placebo-controlled clinical trial of 5 smoking cessation pharmacotherapies. Arch Gen Psychiatry 2009;66(11): 254-62.

Raupach T, van Schayck CP. Pharmacotherapy for smoking cessation: current advances and research topics. CNS Drugs 2011;5(5):371-82.

Robbins TW, Ersche KD, Everitt BJ. Drug addiction and the memory systems of the brain. Ann NY Acad Sci 2008;1141:1-21.

Ross S, Peselow E. The neurobiology of addictive disorders. Clin Neuropharmacol 2009;32:269-76.

Serrano A, Parsons LH. Endocannabinoid influence in drug reinforcement, dependence and addiction-related behaviors. Pharmacol Ther 2011;132:215-41.

Shah SD, Wilken LA, Winkler SR, Lin SJ. Systematic review and meta-analysis of combination therapy for smoking cessation. J Am Pharm Assoc 2003;48(5):659-65.

Soyka M, Kranzler HR, Berglund M et al. World Federation of Societies of Biological Psychiatry (WFSBP) guidelines for biological treatment of substance use and related disorders, part 1: alcoholism. World J Biol Psychiatry 2008;9(1):6-23.

Stein DJ, Grant JE, Franklin ME et al. Trichotillomania (hair pulling disorder), skin picking disorder, and stereotypic movement disorder: toward DSM-V. Depression Anxiety 2010;27:611-26.

Steinberg MB, Greenhaus S, Schmelzer AC et al. Triple-combination pharmacotherapy for medically ill smokers: a randomized trial. Ann Intern Med 2009; 150(7):447-54.

Teter CJ, Falone AE, Bakaian AM et al. Medication adherence and atitudes in patients with bipolar disorder and current versus past substance use disorder. Psychiatry Res 2011;190(2-3):253-8.

Torregrossa MM, Corlett PR, Taylor JR. Aberrant learning and memory in addiction. Neurobiol Learning Memory 2011;96:609-23.

Vandrey R, Haney M. Pharmacotherapy for cannabis dependence: how close are we? CNS Drugs 2009;23(7):543-53.

Veilleux JC, Colvin PJ, Anderson J, York C, Heinz AJ. A review of opioid dependence treatment: pharmacological and psychosocial interventions to treat opioid addiction. Clin Psychol Rev 2010;30:155-66.

Volkow ND, Wang GJ, Fowler JS, Tomasi D, Telang F. Addiction: beyond dopamine reward circuitry. PNAS 2011;108(37):15037-42.

Volkow ND, Wang GJ, Fowler JS, Tomasi D. Addiction circuitry in the human brain. Annu Rev Pharmacol Toxicol 2012;52:321-36.

Volkow ND, Wang GJ, Telang F et al. Cocaine cues and dopamine in dorsal striatum: mechanisms of craving in cocaine addiction. J Neurosci 2006;226(24): 6583-8.

Volkow ND, Wang GJ, Fowler JS, Tomasi D, Baler R. Food and drug reward: overlapping circuits in human obesity and addiction. Curr Top Behav Neurosci 2011;Epub ahead of print.

Wareham JD, Potenza MN. Pathological gambling and substance use disorders. Am J Drug Alcohol Abuse 2010;36(5):242-7.

Wee S, Hicks MJ, De BP et al. Novel cocaine vaccine linked to a disrupted adenovirus gene transfer vector blocks cocaine psychostimulant and reinforcing effects. Neuropsychopharmacology 2012;37(5):1083-91.

Weinstein AM. Computer and video game addiction—a comparison between game users and non-game users. Am J Drug Alcohol Abuse 2010;36:268-76.

Weinstein AM, Lejoyeux M. Internet addiction or excessive internet use. Am J Drug Alcohol Abuse 2010;36:277-83.

Wiener SE, Sutijono D, Moon CH et al. Patients with detectable cocaethylene are more likely to require intensive care unit admission after trauma. Am J Emerg Med 2010;28(9):1051-5.

Willenbring ML, Massey SH, Gardner MB. Helping patients who drink too much: an evidence-based guide for primary care physicians. Am Fam Physician 2009;80(1):44-50.

Wise RA, Morales M. A ventral tegmental CRF-glutamate-dopamine interaction in addiction. Brain Res 2010;1314:38-43.

Teste Seus Conhecimentos

1. Um homem de 32 anos passando por uma triagem-padrão para uso de álcool diz que bebe 2 a 3 drinques por dia, dois dias por semana. Quando é pedido para esclarecer, ele diz que um "drinque" é tipicamente uma caneca de cerveja. Quantas doses-padrão esse paciente está consumindo por semana (considerando 2 a 3 "drinques" duas vezes por semana)?

    A. 4 a 6 doses por semana
    B. 5 a 8 doses por semana
    C. 8 a 12 doses por semana

2. Um homem de 73 anos se apresenta para um exame físico de rotina. Durante o exame, diz que bebe um drinque misturado (contendo uma dose de 30 mL) todas as noites. Como você avaliaria o comportamento de beber desse paciente?

    A. Consumo de baixo risco
    B. Consumo de risco
    C. Transtorno por uso de álcool

3. Mary é uma mulher de 33 anos com transtorno por uso de álcool. Ela consome vários drinques por dia quase todos os dias da semana e recentemente teve seus dois filhos retirados de seus cuidados. Ela está motivada a tentar parar de beber para ter os filhos de volta. Anteriormente, ela já tentou parar completamente por conta própria e acabou no pronto-socorro com sintomas graves de abstinência. Considerando esses fatores, ela seria uma boa candidata para consumo com risco reduzido como objetivo?

    A. Sim
    B. Não

Teste Seus Conhecimentos

(continuação)

4. Todd é um homem de 34 anos com uma história de 10 anos de dependência de álcool, consumindo 4 a 5 doses-padrão por dia, todos os dias da semana. Devido a alguns problemas de saúde recentes, decidiu parar de beber e retirou todo o álcool de sua casa. Seis horas mais tarde, ele se apresenta na emergência com tremor, frequência cardíaca elevada, sudorese, agitação e ansiedade. Com base nos sintomas apresentados, esse paciente precisa ser internado?

   A. Sim, o manejo hospitalar é necessário.
   B. Não, o manejo ambulatorial é apropriado para esse paciente.

5. Uma mulher de 24 anos com uma história de seis anos de tabagismo decidiu que está pronta para deixar de fumar. Ela está considerando terapia de reposição de nicotina, mas está preocupada porque pode acabar dependente. Qual das terapias de reposição de nicotina disponíveis tem o maior risco de dependência?

   A. Goma
   B. Pastilha
   C. Inalador nasal
   D. *Spray* nasal
   E. Adesivo transdérmico

6. Uma mulher de 26 anos desenvolve uma dependência de opioide após usá-los durante a recuperação de uma cirurgia no joelho. Ela tenta parar, mas quando interrompe ou reduz a dose, sofre com náusea, dores musculares, sudorese, diarreia, insônia e depressão. Ela e seu médico decidem que buprenorfina seria uma estratégia de tratamento apropriada. Qual das seguintes alternativas é verdadeira?

   A. A paciente deve iniciar buprenorfina enquanto reduz seu opioide atual.
   B. A pacientes deve estar em um estado de abstinência leve antes de iniciar a buprenorfina.
   C. A paciente deve completar a abstinência antes de começar o tratamento com buprenorfina.

Teste Seus Conhecimentos

(continuação)

7. Um homem de 38 anos desenvolve dependência de opioides após usar um desses agentes durante a recuperação de uma cirurgia de coluna. Ele é encorajado pelo médico a tentar parar com a substância. Eles decidem que naltrexona e abordagens não farmacológicas apropriadas são o melhor tratamento para sua dependência. Qual das seguintes afirmações é verdadeira?

    A. O paciente deve iniciar naltrexona antes de parar o uso de seu opioide atual.
    B. O paciente deve iniciar naltrexona enquanto reduz o uso de seu opioide atual.
    C. O paciente deve ficar abstinente de seu opioide atual antes de começar o tratamento com naltrexona.

8. Uma mulher de 23 anos com dependência de opioide está pronta para começar um tratamento hospitalar a fim de descontinuar o uso dessa substância. O plano de tratamento para essa paciente é descontinuar seu opioide abruptamente, usando clonidina para suprimir os sintomas de abstinência. Que efeitos da clonidina podem ser esperados?

    A. Redução dos vômitos, diarreia, cãibras e sudorese
    B. Redução da insônia, aflição e fissura
    C. Redução de todos esses sintomas (vômitos, diarreia, cãibras, sudorese, insônia, aflição e fissura)

9. Uma mulher de 26 anos dependente de cocaína decidiu que está pronta para a abstinência. O acúmulo de evidências apoia o uso de quais das seguintes classes de agentes para tratar a dependência de cocaína?

    A. Anticonvulsivantes
    B. Antidepressivos
    C. Agonistas da dopamina
    D. Nenhuma das alternativas

Teste Seus Conhecimentos

(continuação)

10. Uma mulher de 26 anos dependente de cocaína decidiu que está pronta para a abstinência. O que pode ser esperado em termos de sintomas de abstinência e tratamento associado?

    A. Abstinência leve requerendo tratamento ambulatorial
    B. Abstinência grave requerendo tratamento com hospitalização

11. Uma mulher de 26 anos com uma história de uso de maconha planeja ficar grávida e, portanto, decidiu parar de usar a droga. No entanto, quando inicialmente se absteve, desenvolveu sintomas emocionais e comportamentais sugestivos de síndrome de abstinência. Qual farmacoterapia é recomendada para tratar os sintomas de abstinência de maconha?

    A. Bupropiona
    B. Divalproato
    C. Naltrexona
    D. Não há farmacoterapia recomendada para abstinência de maconha

Índice

Abstinência, 14, 16-17
  acamprosato, 62
  aguda, mecanismo da, 40-41
  apoio familiar, 146
  dissulfiram, 66
  do uso de estimulantes, 115
  e consumo de álcool com risco reduzido, 58-59

  estimulantes, 115
  grupos de mútua-ajuda, 147
  maconha, 125
  naltrexona, 64, 82
  opioides, sintomas de, 74
  opioides, tratamento de, 77, 83-84
  síndrome de abstinência de álcool, 68-69
  síndrome de abstinência motivacional, 42
  tabagismo, 93, 101
  topiramato, 67
abstinência aguda, mecanismo da, 40-41
acamprosato, abstinência de álcool, 62-63
acetilcolina (ACh), 26, 86, 157
agressão impulsiva, 155-157
álcool, 45
  consumo de álcool com risco reduzido, 58-59
  consumo e risco de TUS, 51
  dose-padrão, 48-49
  estratégias de tratamento, 54-57
  limite máximo de consumo, 50
  mecanismo de ação na ATV, 46-47
  mecanismo de aumento da dopamina, 24
  métodos de triagem, 52-54
  monitoramento e seguimento, 70
  padrão de dependência, 16-17
  síndrome de abstinência, tratamento da, 68-69

  tratamento psicossocial, 61
  tratamentos farmacológicos, 60-67
alucinógenos, 130-131
  efeitos de longo prazo, 133
  mecanismo de ação, 132-133
amígdala
  agressão impulsiva, 156-157
  ativação do CRF durante abstinência aguda, 40-41
  circuito do estresse, 38-39
  e *flashbacks*, 133
  papel no sistema de recompensa, 28-29, 33
anfetamina, 105-109
anticonvulsivantes, 67, 113, 157
antidepressivos, 19, 60, 75, 84, 113
antidepressivos tricíclicos (ADTs), 19, 60, 113
antipsicóticos atípicos, agressão, 157
área tegmentar ventral (ATV), 22, 24, 26, 27, 38
  ações da nicotina na, 86-87
  ações do álcool na, 46-47
  e ações dos opioides, 72-73
  e fissura induzida por droga, 34-35
  e perda do controle sobre o uso da droga, 37
  e tentação, 30-31
  sistema reativo de recompensa, 28
aspiração, 137
AUDIT (Teste de Identificação de Problemas Relacionados ao de Uso de Álcool), 52-53

Barbitúricos, 129
benzodiazepínicos (BDZs)
  alternativa a barbitúricos, 129
  para abstinência de álcool, 60, 69
  para abstinência de opioides, 84

buprenorfina, 80-81
  tratamento de abstinência de opioides, 75, 77, 83-84
bupropiona, cessação do tabagismo, 93, 101-102

Canabinoides (CBs), 26, 27
  ações nos sistemas de recompensa, 120
  mecanismo de aumento da dopamina, 24
  neurotransmissores retrógrados, 121
canal de cálcio sensível à voltagem (CCSV), 46, 47
cessação do tabagismo
  estratégia de manejo, 92
  intervenção breve, 91
  terapia de reposição de nicotina, 95-100
  tratamento farmacológico, 93, 101-104
  tratamento psicossocial, 94-95
ciclo da dependência, 14, 38-39
cleptomania, 154
clonidina, abstinência de opioides, 83-84
clonidina/naltrexona, 83-84
club drugs, 134-138
cocaetileno, 112
cocaína, 105-106
  e interação com etanol, cocaetileno, 112
  efeitos e tratamento, 111
  progressão do uso indevido, 110
  sintomas de abstinência, 115
  tratamento farmacológico, 113
  tratamentos experimentais, 116-117
  via de administração, 109
  vs. metanfetamina, 107-108
comportamento de consumo de álcool
  e risco de transtorno por uso de álcool, 51
comportamento desviante, 12
comportamento direcionado para o objetivo, *output* do sistema de recompensa, 32
compulsão/compulsividade, 14, 16
  circuito do estresse implicado na, 38-39
  classificação dos transtornos de, 152
  dependência de substâncias como transtornos de, 14, 150
  neurobiologia da, 34-35
  transtorno obsessivo-compulsivo, 149, 152, 161

condicionamento, 33, 16, 110, 133, 157
consumo de álcool com risco reduzido, 58-59
contribuições da genética à dependência, 15
córtex cingulado anterior (CCA), 35, 157
córtex orbitofrontal (COF), 29, 31, 35, 157
córtex pré-frontal (CPF), 23, 29, 31
  e comportamento direcionado para objetivos, 32
  e perda do controle sobre o uso da droga, 36-37
  e uso compulsivo/dependência, 34-35
  hipoatividade em pacientes obesos, 160
  hipoatividade na agressão impulsiva, 157
córtex pré-frontal dorsolateral (CPFDL), 23, 29, 31, 35
córtex pré-frontal ventromedial (CPFVM), 23, 29
critérios diagnósticos *ver* critérios propostos pelo DSM-5
critérios do DSM para TUSs, semelhanças com TCIs, 151
critérios propostos pelo DSM-15
  arrancar o cabelo e escoriação, 161
  para TCIs, 152, 161
  para TUSs, 13, 152
  transtorno hipersexual, 158

Delta-9-tetra-hidrocanabinol (THC), 120, 125
dependência, 11-12
  fatores de risco para, 15
  neurobiologia da, 34-35
  padrões de, 16-17
dependência, definição, 12
dependência alimentar, 160
dependência de internet, 159
dependências comportamentais *ver* transtornos do controle de impulsos (TCIs)
designers drugs, 131
dimetiltriptamina (DMT), 131
dinorfina, 40-42, 73
disforia, 16, 17, 42, 73-74, 150
dissulfiram, abstinência de álcool, 66
doença psiquiátrica comórbida e uso de substância, aspectos do tratamento, 18, 19

doença psiquiátrica e uso de substância
    comórbido, aspectos do
    tratamento, 18-19
dopamina (DA) e o sistema de
    recompensa, 22, 28
  ações da nicotina, 86-89
  ações do álcool, 46-17
  ações dos opioides, 72
  e abuso de estimulantes, 106-110
  e uso compulsivo/dependência, 35
  mecanismos de condicionamento, 33
  tolerância e abstinência aguda, 40-41
doses-padrão, 48-49
drogas sintéticas, 131, 137
dronabinol, abstinência de maconha, 125

Ecstasy, 131
encefalina, 38, 46-47, 72-73
endocanabionoides, 121
entrevista motivacional (EM), 144
esterase cocaína (CocE), 117
estimulantes, 105
  abstinência de, 115
  ações no sistema de recompensa, 106
  cocaetileno, 112
  cocaína vs. metanfetamina, 107-108
  efeitos e tratamentos, 111
  mecanismo de aumento da dopamina,
    24
  padrão de dependência, 16, 17
  potencial de abuso, 109
  progressão do abuso, 110
  "sais de banho" sintéticos, 137
  tratamento psicossocial, 114
  tratamentos experimentais, 116-117
  tratamentos farmacológicos, 113
estresse
  circuito cerebral implicado na
    dependência, 38, 39
  desencadeante de recaída, 37, 43
  durante abstinência aguda, 41
  fator de risco para dependência, 15, 43
  neurotransmissores ligados a, 42
estriato, 23, 25, 32-35
estriato dorsal, 23, 33-35
exposição ao estímulo, 142-143

Fator liberador de corticotrofina (CRF),
    38, 41, 43
fatores de risco para dependência, 15
  para recaída, 43

fenciclidina (PCP), 134-19
fissura, 14, 16, 17, 33-15, 150
  alívio com bupropiona, 101
  controle com adesivos de nicotina, 97
  supressão com metadona, 79
  terapia de exposição ao estímulo, 143
flashbacks, abuso de alucinógenos, 133
força de vontade vs. tentação, 30-31
foxy (5-metoxidil-isopropiltriptamina), 131
freon, "aspiração" de, 137

GABA (ácido gama-aminobutírico), 24,
    26-29, 32-33
  e ansiedade/ataques de pânico
    na síndrome de abstinência
    motivacional, 42
  efeitos da nicotina, 86-87
  efeitos do acamprosato, 62
  efeitos do álcool, 46-47
  efeitos do topiramato, 67
  hipnótico-sedativos, 128-129
  papel na tolerância e abstinência
    aguda, 40-41
glutamato (Glu), 26, 40
  ação das club drugs, 134
  e abstinência aguda, 41
  e ação da nicotina na ATV, 86-87
  e ação do álcool na ATV, 46-47
  e desenvolvimento de dependência,
    36-37
  efeitos do acamprosato no, 62
  efeitos do topiramato no, 67
goma, terapia de reposição de nicotina,
    95-96
gravidez e terapia de reposição de
    nicotina, 95
  e consumo de álcool com risco
    reduzido, 59
grupos de mútua-ajuda, 147
grupos de mútua-ajuda baseados nos 12
    passos, 147

Hipnótico-sedativos, 128-129

Impulsão/impulsividade
  agressão impulsiva, 155-156
  circuitos cerebrais implicados na,
    38-39
  progressão para compulsividade, 14
inaladores nasais, 95, 99
intervenção breve para cessação do
    tabagismo, 91

intoxicação, 14, 16, 17
　efeitos da fenciclidina (PCP), 138
　sintomas de alucinógenos, 131
　sintomas de maconha, 122
　sintomas de opioide, 74
　tratamento para uso de estimulantes, 111
irritabilidade, 17, 42, 84, 111, 125, 157
ISRSs (inibidores seletivos da recaptação de serotonina), 60, 157-158

Limite máximo de doses, 50
LSD (dietilamida do ácido lisérgico), 131

Maconha, 17, 119
　ações nos sistemas de recompensa, 120
　e neurotransmissão retrógrada, 121
　efeitos da, 122
　padrão de dependência, 16, 17
　sintomas de abstinência, 125
　tratamento farmacológico, 123
　tratamento psicossocial, 124
manejo de contingências, 142-143
MDMA (3,4-metileno-dioximetanfetamina), 131, 133
mecanismos epigenéticos, 15, 43
mefedrona em "sais de banho", 137
metadona, 75, 77-79, 83-84
metanfetamina, 105-111, 115
metileno-dioxipirovalerona (MDPV), 137
metilfenidato, 12
metilona em "sais de banho", 137
métodos de triagem
　transtorno por uso de álcool, 52-53
　uso indevido de opioides, 74
monitoramento de pacientes com transtorno por uso de álcool, 70

Naloxona, 81, 84
naltrexona
　para transtorno por uso de álcool, 64-65
　para transtorno por uso de opioides, 77, 82
　tratamento de cleptomania, 154
　tratamento para abstinência de opioides, 83-84
National Institute on Alcohol Abuse and Alcoholism (NIAAA), 50-51, 53
neurobiologia da recompensa e dependência de substâncias, 21
　abstinência aguda, 40-41
　ciclo da dependência e sistema cerebral do estresse, 38-39
　comportamento direcionado para objetivos, transformando a recompensa em, 32
　condicionamento a sinais de recompensa, 33
　desenvolvimento de tolerância, 40-41
　dopamina e recompensa, 22-25
　perda de controle sobre o uso de drogas, 36-36
　recaída, 43
　regulação do neurotransmissor de recompensa mesolímbica, 26
　síndrome de abstinência motivacional, 42
　sistema reativo de recompensa, 28
　sistema reflexivo de recompensa, 29
　substratos para reforço dos efeitos das drogas, 27
　tentações vs. força de vontade, 30-31
　uso compulsivo/dependência, 34-35
neuropeptídeo Y (NPY), 40-42
neurotransmissores, 26, 27, 40-41
　endocanabionoides como retrógrados, 121
　envolvidos nos sintomas de síndrome de abstinência motivacional, 42
　opioide endógeno, 73
nicotina, 85
　ações na ATV, 86-87
　aumento da dopamina, mecanismo de, 24
　efeitos da função do modo de distribuição, 90
　estratégia de manejo, 92
　intervenção breve para parar de fumar, 91
　padrão de dependência, 16-77
　receptores de nicotina alfa 4 beta 2, 88-89
　terapia de reposição, 95-100
　tratamento farmacológico, 93, 101-104
　tratamento psicossocial, 94-95
N-metil-D-aspartato (NMDA), 36, 46-47, 62, 138
norepinefrina (NE), 38, 40-13, 101, 107, 131
nucleus accumbens (NAc), sistema de recompensa, 22-24, 26-32
　ação dos opioides no, 72-73

ações da maconha no, 87
ações dos alucinógenos, 130-131
ações dos estimulantes no, 106
efeitos da bupropiona, 101
implicado na recaída, 43

Obesidade, 160
opioides, 71
  ações no sistema de recompensa, 72
  contextos de tratamento, 77
  mecanismo de aumento da dopamina, 24
  neurotransmissores opioides endógenos, 73
  padrão de dependência, 16-17
  tratamento da abstinência, 83-84
  tratamento farmacológico, 75, 78, 82
  tratamento psicossocial para TUS, 76
  triagem para uso indevido de, 74
opioides de prescrição, overdose de, 71
opioides endógenos, 59, 64, 72-73
opioides exógenos, 73

Pânico, 42, 122, 131
pastilhas, terapia de reposição de nicotina (TRN), 95, 100
piromania, 154
potenciação a longo prazo (PLP), 37
Programas baseado nos 12 passos (PDP), 147
pró-opiomelanocortina (POMC), 73
proteínas precursoras, 73
pseudodependência, 12

Quetamina, 134-138

Recaída, 43
receptor metabotrópico de glutamato (mGlur), 46-47
receptor opioide mu (MOR), 24, 23
  ações do álcool, 46-47, 64
  buprenorfina, 80
  metadona, 79
  naloxona, 81
  naltrexona, 64, 82
  papel de reforço, 73
receptores de NMDA (N-metil-D-aspartato), 36-17, 46, 47, 62, 138
receptores nicotínicos, 24, 86-89
receptores nicotínicos alfa 4 beta 2, 86-89
receptores opioides, 26, 47, 64, 73, 79, 80, 82, 153
receptores opioides delta, 73

receptores opioides kappa, 73
reforço, 14, 22, 26, 40
  e aumento da dopamina, 25, 109
  e disfunção glutamatérgica, 37
  e receptores de nicotina alfa 4 beta 2, 88-11
  receptores mu na ATV, 73
  substratos, 27
reforço da comunidade, 142-143
relação receptor AMPA/NMDA, 36-37

"Sais de banho", 137
seguimento
  abstinência de opioide, 77
  cessação do tabagismo, 92
  transtorno por uso de álcool, 70
serotonina (5HT), 26
  e alucinógenos, 130-133
  e disforia, 42
  regulação da agressão, 157
SERT (transportador de serotonina), 132-133
síndrome amotivacional, uso de longo prazo de maconha, 122
síndrome de abstinência do álcool (SAA), tratamento, 68-69
síndrome de abstinência motivacional, 42
sistema cerebral do estresse, 38-39
sistema de recompensa ativado na dependência, 38-39
  ações da maconha e do THC no, 120
  ações dos estimulantes no, 106
  ações dos opioides no, 72
  via mesolímbica da dopamina, 22-23
sistema reativo de recompensa, 28, 29, 31, 37, 160
sistema reflexivo de recompensa, 29, 31-32, 35, 37
sprays nasais, 95, 98

Tálamo, 23, 32, 35
tentação vs. força de vontade, 30-31
terapia aversiva, 142-143
terapia cognitivo-comportamental (TCC), 141-142
terapia de reposição de nicotina (TRN), 90, 93, 95
  adesivo de nicotina, 97
  goma de nicotina, 96
  inaladores de nicotina, 99
  pastilhas de nicotina, 100
  spray nasal de nicotina, 98

terapia familiar, 146
terapia interpessoal (TIP), 145
terapias comportamentais, 142-143
THC (delta-9-tetra-hidrocanabinol), 120, 125
tolerância, 12, 16-17
   alucinógenos, 133
   desenvolvimento de, 40-41
topiramato, 60, 67, 69
transportador de dopamina (DAT), 24, 107-108
transportador de monoamina vesicular (VMAT), 108
transtorno de arrancar o cabelo, 152, 161
transtorno de escoriação, 161
transtorno do jogo, 153
transtorno explosivo intermitente (TEI), 155
transtorno hipersexual, 158
transtorno obsessivo-compulsivo (TOC), 149, 152, 161
transtornos de impulsividade e compulsividade, 149
   agressão impulsiva e TEI, 155
   classificação proposta pelo DSM-5, 152
   piromania e cleptomania, 154
   semelhanças entre TUSs e TCIs, 150-151
   transtorno de arrancar o cabelo, transtorno de escoriação e TOC, 161
   transtorno do jogo, 153
   transtorno hipersexual, 158
transtornos do controle de impulsos (TCIs), 154
   classificação proposta pelo DSM-5, 152
   critérios para TUSs aplicáveis a, 151
   dependência alimentar, 160
   dependência de internet, 159
   jogo patológico, 153
   piromania e cleptomania, 154
   transtorno explosivo intermitente (TEI), 155
   versus TUSs, 150
transtornos por uso de substância (TUSs)
   critérios propostos pelo DSM-5, 13, 152
   e comorbidade psiquiátrica, 18-19
   semelhanças com TCIs, 150-151
tratamento farmacológico para
   transtorno por uso de álcool, 60, 62-67
   para síndrome de abstinência de álcool (SAA), 68-69
   para transtorno por uso de estimulantes, 113
   para transtorno por uso de maconha, 123
   para transtorno por uso de opioides, 75
tratamento psicossocial, 139-140
   entrevista motivacional (EM), 144
   facilitação/grupos de mútua-ajuda baseados nos 12 passos, 147
   para dependência de nicotina, 94-95
   para transtorno por uso de álcool, 61
   para transtorno por uso de estimulantes, 114
   para transtorno por uso de maconha, 124
   para transtorno por uso de opioides, 76
   terapia cognitivo-comportamental (TCC), 141-142
   terapia comportamental, 142-143
   terapia familiar, 146
   terapia interpessoal (TIP), 145
tricotilomania (transtorno de arrancar o cabelo), 152, 161

Uso de várias substâncias, 19, 37
uso indevido, definição, 12

Vacina contra nicotina, 93
vacinas
   dependência fisiológica de cocaína, 116, 117
   dependência fisiológica de nicotina, 93
vareniclina, cessação do tabagismo, 93, 103-104
via da dopamina mesolímbica, 22-23
via de administração da droga, 90, 109